U0069276

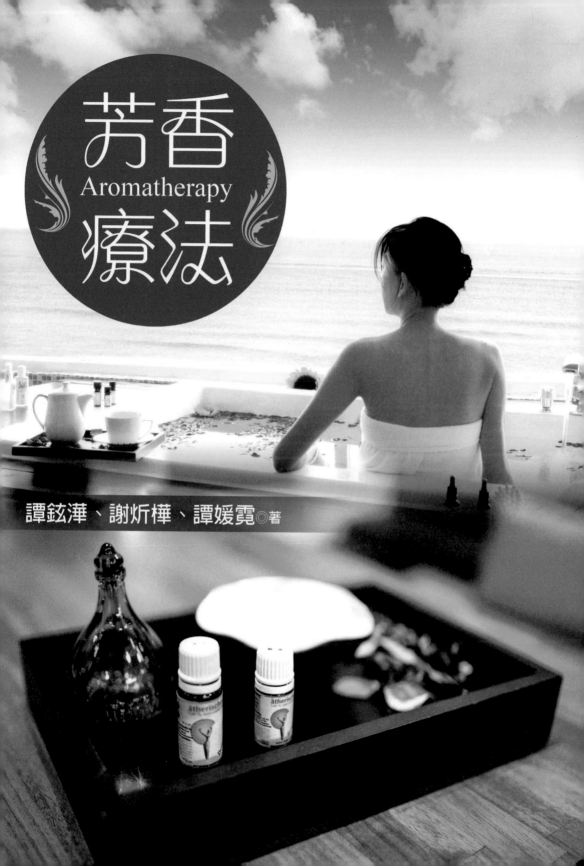

芳香
Aromatherapy
療法

譚鉉澕、謝炘樺、譚媛霓◎著

揚智觀光叢書序

　　觀光事業是一門新興的綜合性服務事業，隨著社會型態的改變，各國國民所得普遍提高，商務交往日益頻繁，以及交通工具快捷舒適，觀光旅行已蔚為風氣，觀光事業遂成為國際貿易中最大的產業之一。

　　觀光事業不僅可以增加一國的「無形輸出」，以平衡國際收支與繁榮社會經濟，更可促進國際文化交流，增進國民外交，促進國際間的瞭解與合作。是以觀光具有政治、經濟、文化教育與社會等各方面為目標的功能，從政治觀點可以開展國民外交，增進國際友誼；從經濟觀點可以爭取外匯收入，加速經濟繁榮；從社會觀點可以增加就業機會，促進均衡發展；從教育觀點可以增強國民健康，充實學識知能。

　　觀光事業既是一種服務業，也是一種感官享受的事業，因此觀光設施與人員服務是否能滿足需求，乃成為推展觀光成敗之重要關鍵。惟觀光事業既是以提供服務為主的企業，則有賴大量服務人力之投入。但良好的服務應具備良好的人力素質，良好的人力素質則需要良好的教育與訓練。因此，觀光事業對於人力的需求非常殷切，對於人才的教育與訓練，尤應予以最大的重視。

　　觀光事業是一門涉及層面甚為寬廣的學科，在其廣泛的研究對象中，包括人（如旅客與從業人員）在空間（如自然、人文環境與設施）從事觀光旅遊行為（如活動類型）所衍生之各種情狀（如產業、交通工具使用與法令）等，其相互為用與相輔相成之關係（包含衣、食、住、行、育、樂）皆為本學科之範疇。因此，與觀光直接有關的行業可包括旅館、餐廳、旅行社、導遊、遊覽車業、遊樂業、手工藝品以及金融等

相關產業；因此，人才的需求是多方面的，其中除一般性的管理服務人才（如會計、出納等）可由一般性的教育機構供應外，其他需要具備專門知識與技能的專才，則有賴專業的教育和訓練。

然而，人才的訓練與培育非朝夕可蹴，必須根據需要，作長期而有計畫的培養，方能適應觀光事業的發展；展望國內外觀光事業，由於交通工具的改進、運輸能量的擴大、國際交往的頻繁，無論國際觀光或國民旅遊，都必然會更迅速地成長，因此今後觀光各行業對於人才的需求自然更爲殷切，觀光人才之教育與訓練當愈形重要。

近年來，觀光領域之中文著作雖日增，但所涉及的範圍卻仍嫌不足，實難以滿足學界、業者及讀者的需要。個人從事觀光學研究與教育者，平常與產業界言及觀光學用書時，均有難以滿足之憾。基於此一體認，遂萌生編輯一套完整觀光叢書的理念。適得揚智文化事業有此共識，積極支持推行此一計畫，最後乃決定長期編輯一系列的觀光學書籍，並定名爲「揚智觀光叢書」。

依照編輯構想，這套叢書的編輯方針應走在觀光事業的尖端，作爲觀光界前導的指標，並應能確實反應觀光事業的眞正需求，以作爲國人認識觀光事業的指引，同時要能綜合學術與實際操作的功能，滿足觀光餐旅相關科系學生的學習需要，並可提供業界實務操作及訓練之參考。因此本叢書有以下幾項特點：

1. 叢書所涉及的內容範圍儘量廣闊，舉凡觀光行政與法規、自然和人文觀光資源的開發與保育、旅館與餐飲經營管理實務、旅行業經營，以及導遊和領隊的訓練等各種與觀光事業相關之課程，都在選輯之列。
2. 各書所採取的理論觀點儘量多元化，不論其立論的學說派別，只要是屬於觀光事業學的範疇，都將兼容並蓄。
3. 各書所討論的內容，有偏重於理論者，有偏重於實用者，而以後者居多。

4.各書之寫作性質不一，有屬於創作者，有屬於實用者，也有屬於授權翻譯者。

5.各書之難度與深度不同，有的可用作大專院校觀光科系的教科書，有的可作為相關專業人員的參考書，也有的可供一般社會大眾閱讀。

6.這套叢書的編輯是長期性的，將隨社會上的實際需要，繼續加入新的書籍。

　　身為這套叢書的編者，在此感謝產、官、學界所有前輩先進長期以來的支持與愛護，同時更要感謝本叢書中各書的著者，若非各位著者的奉獻與合作，本叢書當難以順利完成，內容也必非如此充實。同時，也要感謝揚智文化事業執事諸君的支持與工作人員的辛勞，才使本叢書能順利地問世。

李銘輝　謹識

張 序

　　我本身就是一位對於美特別注重的人，十多年前到花蓮遠雄悅來飯店考察兼度假時，深愛SPA的我當然不能放過來場芳香SPA療程，這是與譚老師結緣的開始，花蓮遠雄悅來飯店的SPA也可說是全台獨一無二的放鬆天堂，除了環境優美，療程開始前芳療師會先依客人的身心靈狀況幫客人挑選精油及療程，再帶進療程室進行療程，全程都享受在香氣中，真的是一種促進身體健康的自然療法。

　　在芳療師為我挑選精油時，燃起我對精油的好奇，在看過好多精油相關的書籍，都覺得精油是個很難懂的東西，我會常與譚老師聊精油，也常聽譚老師上課的經驗，慢慢的我愈來愈認識精油，發現精油對於身心靈的功效真的是太神奇了，難怪歐洲早已將芳香療法運用在日常生活中，我們可以用很天然的方式，減少用藥來讓身體達到健康的目的，真的讓我好愛芳香療程。

　　譚老師本身從事芳香療法二十五年的經驗，擁有多張國際芳療證照，也多次出國研習，並擔任過韓國美容大賽評審，並輔導學生考取國際芳療證照，對芳療的喜愛與貢獻良多。

　　我看了這本書後先瞭解芳香療法的起源與發展，讓我更有興趣再深入瞭解精油，外面的店家大部分都是販售調配好的複方精油，這本書讓我瞭解單方精油的功效，我也終於知道如何分辨精油，譚老師也教導學生如何依身體各個系統的問題調配精油去改善，書中的按摩手技是我親身體驗過譚老師的手法，譚老師結合了歐式肌肉放鬆及中式經絡穴道獨特按摩技法，真的可以全身放鬆，舒緩壓力，這是一本想要從事芳療或

對芳療有興趣者最好的選擇。譚老師在培訓專業芳療人才上不遺餘力，本人非常推薦本書，也希望藉由本書提升國內芳療人才的專業素質。

遠雄房地產發展股份有限公司

總經理　張麗蓉

推薦序

劉 序

　　隨著生活品質的提升，萃取天然植物精油應用於日常休閒，近年逐漸流行並為人重視。芳香療法（Aromatherapy）是其中之一，它整合芳香植物、精油及按摩手法，提供忙碌現代人工作之餘身心舒壓與寧靜的新選擇。

　　十年前時任臺灣觀光學院休閒管理系主任，歐美各國觀光飯店席捲健康促進及休閒活動趨勢，特邀請當時已在國內五星級飯店休閒SPA部門頗負盛名的譚鉉澐老師轉任本校專任師資，全新建構健康休閒館芳療專業教室，同時規劃大一到大四芳療的特色課程，包含SPA概論、初階芳香療法、進階芳香療法、高階芳香療法、SPA療程規劃、SPA經營及管理等課程，讓學生學習芳療專業知識及實務經驗，培育觀光飯店芳療需求人才。

　　為達成畢業即就業，學校學生授課，實務操作是芳香療法課程採用的重點要求，當時並無適當教材給學生們上課使用，皆有賴譚師自編講義。本著教育良心事業，譚師特親自編撰芳香療法教科書，幫助學生們瞭解基本的芳療觀念。本書內容包含芳香療法的起源與發展、芳香療法的安全性、植物精油的來源、萃取部位與方法、保存及單方精油使用的安全守則與禁忌、基礎油的認識與精油的調配、精油的化學結構、精油與身體各系統的關係及運用、芳香按摩手法的介紹等。透過本書，學生可以自修瞭解芳療基本觀念，授課老師亦可以全心投入實際操作的教學。

　　學習芳香療法不只是具備精油的知識，還可以運用在日常生活中，

保健自己外，嘉惠家人朋友，也是出版本書的另一個目的。透過各章節可讓讀者瞭解芳香療法的含義，教您認識精油、分辨精油、及調配精油，探索身體各系統功能的關係，進而學習如何運用精油，調節自身生活步調及品質。章節最後，還有譚師累積多年的按摩手技，的確是一本想要從事芳療或有興趣者的優質選擇，本人十分推薦，希望藉由本書體驗不同的健康自然生活。

臺灣觀光學院

校長 劉國成

推薦序

鄭　序

　　Aromatherapy是本世紀才有的名詞，由法國化學家雷內‧摩利斯‧蓋特佛塞（Rene-Maurice Gattefosse）在一次的實驗意外中意外發現薰衣草的妙用，進而提出植物精油特性與功效的研究報告，並藉眾多臨床實證顯示，精油具有極佳的滲透性，能夠達到肌膚的深層組織，並藉由吸嗅、按摩等方式，抵達身體需要修護的部位，以輔助平衡調整的功效。1928年蓋特佛塞將此獨特植物療癒命名為Aromatherapy，而後，芳香療法逐漸蔓延至歐美等地至拓展全球，展開一連串大自然療癒的驚奇之旅。

　　Aroma代表香氛，Therapy代表著調理，藉由大自然植物的特有香氣得以幻化出無窮的力量，協助人體啟動自癒本質以維護身心平和與健康，當代芳香療法儼然成為世界各國極力推崇並用以深入生活照護的首選之一。然而儘管芳香療癒採用擷取於大自然的產物，其專業學理卻極其深遠遼闊，不僅在於功效特性論述，更著重禁忌及其安全應對，芳療應用始得以輔助日常所需，以精油香氛構築身心和諧，依自然療癒維繫人體健康，此等實務呈現全仰賴眾實證累積與芳療教育的推廣與培育。台灣的芳療路途近年來已日趨步上軌道，全仰賴芳療人們齊聚耕耘共創的努力。感念鉉潾總在這條自然療癒的教育路途上不偏不倚堅持邁進，置身大專院校為培育芳療及美容產業幼苗，深入業界以推動健康理念而

努力，如此產學業界匯集，必能引領芳療走出嶄新的步履，全面性拓展
芳香療法特有的身心舒活與健康。

黛田國際芳香學苑

校長

作者序

　　從事美容芳療相關行業超過二十五年，之前在業界長期服務客人讓客人美麗又放鬆後，自己卻因毒素累積在身體內而容易感到疲勞，但在使用精油後都能快速排毒，恢復體力。我們的顧客也因為芳香精油按摩而獲得了身心靈的舒壓，看到顧客做完芳療後臉色紅潤、神采奕奕，這就是芳療師最大的成就。在業界服務客人及在學校教學的過程中，發現精油與按摩帶給客人及學生太多改善的效果，聽著他們分享自己或家人使用精油及按摩後的心得，就是一件非常快樂的事，例如大家常遇到的問題：長期睡眠品質不佳、女生的經期不適、感冒、久咳、頭暈、腸胃消化不良、情緒不 等等，在使用精油後都能獲得很好的改善，我自己身邊的親人也因精油受惠不少，雖然芳香療法不能取代正統醫療，但我相信芳香療法是可以帶給人們身心靈健康的另類輔助療法。

　　在醒吾科技大學、臺灣觀光學院及技職補習班教授芳香療法課程十多年期間，發現學生對於芳香療法有著極大的興趣，本書介紹了芳療的起源與發展、常用單方精油介紹、基底油的認識，大家最愛的當然是學習如何調配精油及運用精油等等，在按摩手法部分，是我在業界的經驗加以整合，結合了歐式肌肉放鬆及中式經絡穴道的按摩手法，此手法強調「柔中帶剛，剛中帶柔」，時而輕緩時而深層，受到大部分客人與學生的喜愛，尤其是喜愛重力道的人，這是一套很適合的手法，因此希望可以藉此貢獻自己所學與經驗，並藉由此書將精油與芳香按摩推廣出去，此書為芳療入門基礎，淺顯易懂，除了讓有與趣的人瞭解芳香療法及精油如何應用在日常生活中，我們也輔導學生考取國際芳療證照，希

望可以培育更多專業芳療師，給予大眾更專業的芳療服務，但本書尚有不足之處，請芳療先進不吝賜教，非常感謝。

　　本書得以完成，在此非常感謝醒吾科技大學觀光餐旅學院李銘輝院長、樓邦儒主任、臺灣觀光學院劉國成校長、遠雄房地產發展股份有限公司總經理張麗蓉等前輩給予我的提攜、支持與鼓勵，還有黛田國際芳療學苑校長鄭雅文老師與弘豐興業有限公司翁瓊芬總經理無私的分享，也非常感謝共同作者Yuro Spa經理謝炘樺、Yuro Spa店長譚媛霓及擔任模特兒的楊佳暄同學，芳療按摩手法的部分都是他們拍攝照片及整理的，有他們的協助才能順利完成本書，也謝謝揚智文化公司的閻富萍總編，以及擁有全台最美芳療教室的臺灣觀光學院供我們拍攝，最後感謝我的父母親，也期盼本書能對社會有所貢獻，並誠心祈願所有人都健康美麗幸福。

譚鉉漟　謹識

目　錄

Chapter 1　芳香療法與SPA　1

Chapter 2　認識植物精油　29

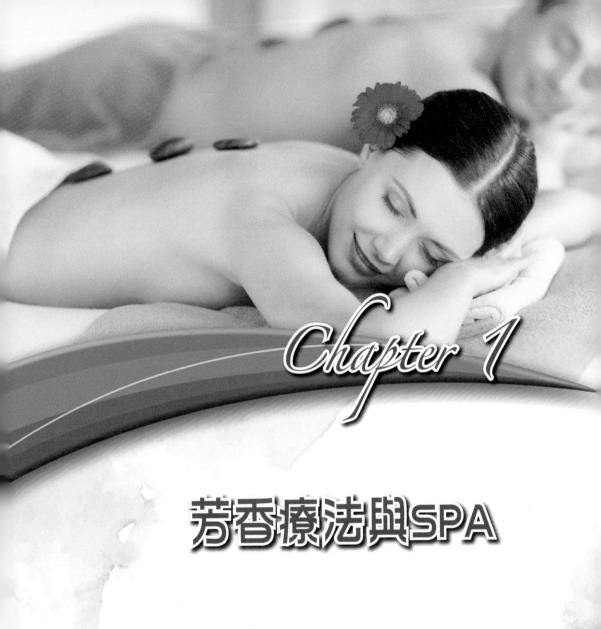

Chapter 1

芳香療法與SPA

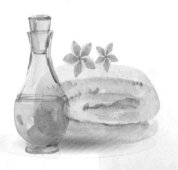

* 芳香療法與SPA的歷史起源
* 芳香療法與SPA的趨勢及發展
* 芳香療法的基礎理念
* 芳香療法的安全性

第一節　芳香療法與SPA的歷史起源

一、芳香療法的歷史起源

　　芳香療法是藉由植物的香氣來療癒身體或情緒的問題，幫助我們達到身心靈的和諧。精油的始祖就是藥草，植物對人類及動物都有治病的神奇力量，在幾千年前早有記載，可以說有人類的時候就有醫療行為，這可從動物生病時會自己找藥草治病而得知，人類也發現這些植物可以減輕生病時的不適和病痛，藥草治病的經驗其實就是靠代代口耳相傳下來的，根據考古學家研究指出，最早出現藥草運用的是尼安德塔人的時代，1975年考古學家在伊拉克挖掘出距今六萬年的骨骸，周圍有藥草植物的蹤跡，而某些藥草還依然被現今的伊拉克人民所種植使用。

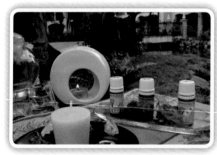 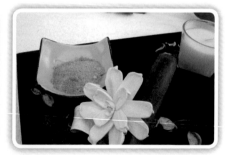

芳香療法

　　四萬年前澳洲原住民就會將尤加利葉搓在身上，驅蚊或掩蓋體味，他們運用的藥草有尤加利、茶樹等，常用在一般性的疾病如感冒、咳嗽、發燒、瘡傷、咬傷及各種疼痛，也運用在婦女生產及保養；古時候的巫師會將藥草燃燒後在病人身體周圍燻香，或將藥草煮來喝，或浸泡

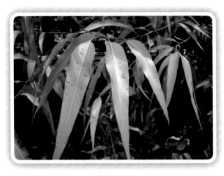
尤加利

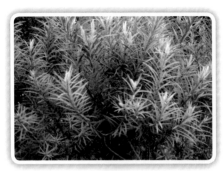
茶樹

成藥水用於體表，或搗碎與動物脂肪製成軟膏，或直接敷於傷口。

　　中國發展出的「漢醫」也是神農嚐百草開始，中國最早的一部醫學藥典就是《黃帝內經》——記載著許多對植物運用的智慧，是現代藥草學家的指南。李時珍的《本草綱目》則記載了兩千多種藥材（植物），八千多種配方，是現代「中醫」的根本。

　　早在西元前三千年，埃及人就已經開始使用香油香膏，埃及的木乃伊就是使用雪松、沒藥及乳香才能保存千年不壞，考古學家更在金字塔內挖掘到一些壓榨或蒸餾木頭、植物的器具，尤其在法老王建造的大金字塔中發現不少化妝品、藥品、按摩膏的記載，絲柏就是他們常用來驅魔的植物，眼睛發炎、止痛、傷口癒合會用沒藥等等，而芳香油膏是他們獻給神明的供品之一，製作香膏的祭司們可說是最早的調香師了。埃及豔后在花園裡種植了一望無際的花海，並利用這些花來泡澡及製作香膏，更以精油護膚，讓全身充滿香氣，使安東尼及凱撒大帝成為她的愛情俘虜。

　　西方的芳香療法始於埃及，發揚光大的卻是希臘、羅馬人，現在流行的「SPA」一詞在那個

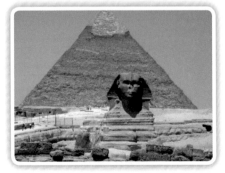
埃及金字塔

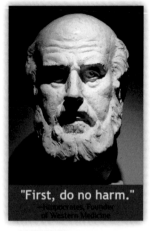

希臘名醫Hippocrates

時代就是醫療浴池或醫療勝地的意思，現在希臘還有很多SPA勝地；其實古希臘人以及古羅馬人泡溫泉的習俗由來已久，特別是對於天然礦物溫泉，他們更是傾心不已。早在公元前四世紀，位於希臘中部的Edipsos純天然溫泉水便已經因為其獨特的療效而聞名。古希臘作家以及哲學家如亞里士多德、斯特拉波和普魯塔克就已經在其著作中提及到這個神奇的地方。不僅如此，古羅馬將軍Sylla因這裡的天然溫泉治好了自己身體的疾病，也使得這裡在羅馬征戰時期依然保持安全與太平。希臘的名醫希波克拉底（Hippocrates）被西方尊為「醫學之父」，他相信「每日芳香藥油浴及按摩可重拾健康」，並建議以焚香來淨化空氣品質，杜絕傳染。

羅馬人的奢華遠勝於希臘人，羅馬時代的香品分為固態、液態及粉狀，喜歡泡澡的羅馬人以象牙製作容器存放香膏，也利用大理石、瑪瑙、花崗石以及玻璃等材料製作精美容器存放香膏，他們使用香料的程度也勝於其他國家，沒藥、蜂蜜、荳蔻、香蜂草、菖浦、肉桂等是他們常用的植物，無論人體、衣物、床、牆壁甚至公共澡堂都充滿了香氣，羅馬在西元三世紀時即擁有一千多個芳香浴池，聞名世界。十字軍東征時又將東方印度及阿拉伯的香料帶到歐洲，受到歐洲仕女的喜愛，商人在十二世紀時開始設廠專門生產植物性香水。

在宗教發源地的中東，也發現安放耶穌的墓穴中，有以色列人傳統包遺體所用的沒藥香膏，阿拉伯人將羅馬人傳過去的蒸餾法改良，成功的萃取玫瑰花精油，阿拉伯人善於做生意，他們將油膏、精油以及花水賣到世界各地，讓歐洲人對保健治療觀念更為精進。阿維森納（Avicenna）是阿拉伯的名醫，精通星象、哲學、宗教、玄學，曾記載

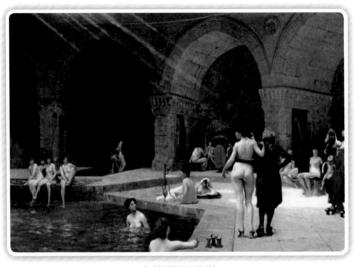

古代羅馬澡堂

八百種藥草對人的醫治的效能，他發明了冷凍箱萃取法，研發了香藥油萃取技術後，以精油自成獨特醫治的臨床經驗醫學。

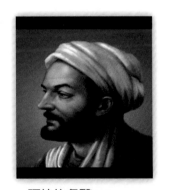

阿拉伯名醫**Avicenna**

亞利安人發展古印度文明，集結印度本土藥材及香草植物，倡導對植物的祈禱文，並依循阿育吠陀（Ayurveda）的整體醫療概念，廣泛應用於修行理療、靈性加持、瑜伽、冥想等，並結合熱油按摩療癒，以為醫療運用。阿育吠陀由兩個梵文的詞根組成：Ayur（阿育）指生命，veda（吠陀）指科學、智慧。合起來就是生命的科學，即身、心、靈的智慧。在印度也有植物經典，最著名的就是《吠陀經》，也是奠定印度傳統醫學「阿育吠陀醫學」的根本，印度是一個宗教的國家，由宗教發展出來的藥物運用，使得印度藥材如丁香、黑胡椒、檀香、安息香等，成為最昂貴的藥材。

十六世紀前文藝復興時期，藥草書、醫書皆以手稿方式，為有錢人

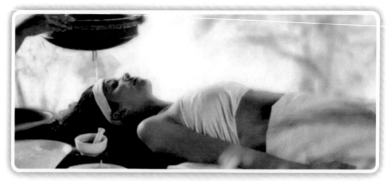

Ayurveda阿育吠陀療程

及貴族所保存。1475年因活板印刷術的發明,可將先人用藥草的智慧與知識出版而廣為流傳,最有名的就是1527年貝肯氏出版社出版的《貝肯氏的藥草集》。十六世紀還有所羅門寫的《藥方大全》,英國植物學之父——威廉‧透納,出版英文《新草藥》,受到人們的接受與喜愛,香草花園因而盛行。十七世紀是英國藥草師的黃金時代,當時出了幾位大師,如卡爾培波、帕金森、傑拉德等,對現代芳香療法有很大的幫助。

　　二十世紀法國化學家雷內‧摩里斯‧蓋特佛塞博士(Dr. Rene Maurice Gattefosse)在一次化學實驗中爆炸灼傷手,情急下迅速把手伸進旁邊的一碗液體中,不可思議的手居然不那麼痛,水泡及傷口也減輕許多,後來才發現是薰衣草精油,蓋特佛塞博士研究出薰衣草能消炎、殺菌療傷的特性,自此他便對各種植物精油產生興趣,開始著手研究精油的治癒功能,寫下最早的「芳香療法」專書,首創Aromatherapy一詞,蓋特佛塞博士並被尊稱為「芳香療法之父」。

　　第二次世界大戰時,尚‧瓦涅醫生(Dr. Jean-Valnet)於中南半島執行醫務時,以精油治療傷兵,降低感染風險,並研究精油的使用及劑量,以獲得最大的醫治效果,因此而使精油和醫療有了密不可分的關係,同時也獲得法國正式醫療許可,他的著作《芳香療法的運用》(*The Practice of Aromatherapy*)是現代芳療師必備的參考書籍。

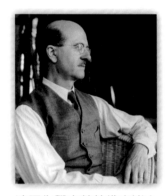

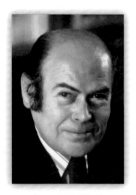

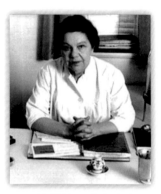

法國化學家蓋特佛塞博士　　　　　尚‧瓦涅醫生　　　　　瑪格麗特‧摩利夫人
（**Dr. Rene Maurice Gattefosse**）　（**Dr. Jean-Valnet**）　　（**Marguerite Maury**）

　　在1950年代，瑪格麗特‧摩利夫人（Marguerite Maury）首次將「芳香療法」應用於美容回春上，以及把芳香療法傳入英國，她在巴黎、瑞士、英國都設有芳香療法診所。在《摩利夫人的芳香療法》（*Marguerite Maury's Guide to Aromatherapy*）一書中，講述了健康、美容、飲食、烹飪及精油的物理治療，在英國種下了深厚的芳療基礎，她的著作引起全英國對芳療的重視和推行，故英國人將精油引入醫療系統，並展開臨床研究，摩利夫人可說是第一位將芳香療法與美容結合的人，她被譽為「芳香療法之母」。

　　近代，法國包若威（Daniel Penoel）醫生專研醫學、自然療法、芳香療法及針灸，他於1981年發表研究四年的芳療成果——植物醫學。英國Robert Tisserand在1977年出版《芳香療法的藝術》（*The Art of Aromatherapy*），這是第一本以英文撰寫的芳香療法書籍，同時被視為芳療界的聖經。此外，並著有《精油安全守則》，創辦「芳療學校」。

　　90年代開始，芳香療法又重新回到人們的生活中，融合了數千年來古文明智慧加上本世紀醫學家及科學家的研究實證成果，精油效用的研究主題更趨於廣泛，不再侷限於消毒殺菌的效能證實，對於舒壓及促進健康的特質，吸引眾多消費者及研究者關注。從遠古人類發現藥草植

物影響人體健康的奧秘開始，演變至今日，芳香療法不僅是具有豐富的臨床使用經驗，更逐漸成為一個熱門的輔助治療學。然而，近一百多年來，科學界及醫學界也逐漸發現化學藥物多由化學萃取加合成的特定化合物，因此，

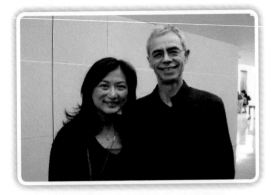

作者2010年與Robert Tisserand大師合影

常常只見頭痛醫頭、腳痛醫腳，沒有針對根本治療，且副作用很大，也發現化學藥物的缺點，包括：(1)依賴性；(2)副作用；(3)抗藥性；(4)過敏性等，於是很多自然療法與輔助療法又重新被檢視與採用。近年來，台灣也開始重視中醫的治療方式，各大醫院也開設了中醫門診，以輔助西醫的缺點。

二、SPA的歷史起源

SPA的概念，源於讓人在大自然中盡情吸收自然的水、空氣、植物、陽光、石頭，甚至任何一草一木的能量，讓身處都會塵囂已久的人們，能夠重回大自然的懷抱，並藉此獲得完全的放鬆與休息，來達到身體和心靈的平衡與健康。

SPA起源於西元前三、四世紀之前，以礦泉水來治病及養生，「SPA」源於拉丁文Solus（健康）Per（經由）Aqua（水），意思是透過水療來達到健康的目的。另一說法是在十六世紀古羅馬時期的比利時南方有個出產溫泉名為SPAU的小鎮，當時有一群受傷的士兵逃亡到此，發現了此處自然湧出的泉水，在此不斷浸泡於泉水中或飲用後全都康癒，於是SPA一詞便流傳開來。因此SPA被視為水療，水是生命之母，更是

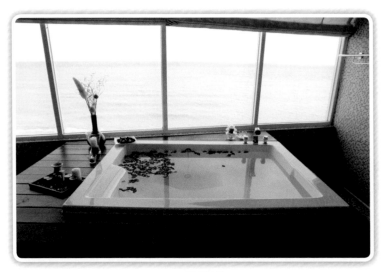

SPA玫瑰浴

人類追求健康最大奧秘，人在出生之前，全身包覆在母體胎水中，出生之後，人體細胞內外都是水，每天必須補充足夠的水分，水除了滋養萬物之外，有關體內養分及氧氣的輸送以及細胞新陳代謝後廢物的排除，水都扮演關鍵性的角色。演變到最後，SPA便成為泉水療養的代名詞。之後歐洲興起SPA療養中心，保養兼度假，SPA慢慢成為貴族們的度假休閒去處。SPA從單純的溫泉治療演譯至今，除了有療癒疾病、放鬆減壓的功能之外，更強調心靈平衡與回歸自然的精神，現在SPA成了養生兼美麗的放鬆代名詞。在不同的國家，不同的文化，人們進行SPA的方式也都不一樣，但都強調身心靈的放鬆與五感療法，即視覺、聽覺、嗅覺、味覺、觸覺，徹底吸收自然能量並達到健康美麗的目的。

現今水療的應用已成為全球時尚休閒理療風潮，台灣也正跟上此趨勢，近年來國內業者紛紛引入國外的各種水療設施。水療就是利用水的各種特性來治療疾病，而海水富含許多各種不同的天然礦物質成分，能夠對肌膚進行治療的作用。SPA的療程中都會利用到水療，它不僅能使人達到肌肉放鬆、刺激血液循環外，甚至還可以清除並沉澱體內的雜

質。在初期的水療法中，大部分是利用天然的溫泉或海水來進行身體的浸泡，因爲這些溫泉水與海水都含有許多各種不同的天然礦物質成分，能夠對肌膚進行治療的作用。

三、各種不同形式的水療

(一)不同溫度的水療

水療在溫度上除了無感溫水浴約在35～36℃以外，還有其他的溫度可供選擇，你必須在做水療之前先瞭解欲做水療的水溫，才能作好準備，若以冷水浴來說，溫度約在25℃以下，會使你達到興奮的作用，當情緒被提高之後可使腸胃蠕動增加，促進食慾。熱水浴的水溫是在37～38℃間，可以立即恢復疲勞的精神與身軀，最後，便是溫泉浴，溫度較高爲39～40℃上下，高溫的水會使人疲乏欲睡，那是因爲體內氧化過程加速所致。

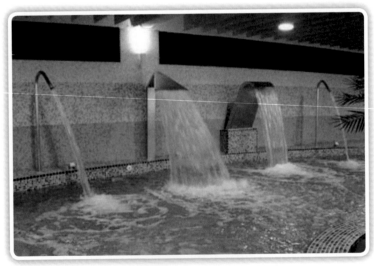

各種不同形式的水柱

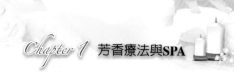

不過不論是何種水溫的水療，選對適合自己所需要的，都可以獲得不錯的療效。

(二)藥草水療

藥草浴，就是使用各種草藥來泡澡，雖然藥草浴是中國傳統醫學中最簡便易行的治療方法，但是卻在日本造成相當大的風潮，在日本，藥草浴相當的流行，甚至早在江戶時代時的公共澡堂，就以開發新的藥草浴來招攬客人。藥草浴的水溫控制在37～38℃之間，具有消除陣痛、美化肌膚等功效，藥草池是一個絕佳的藥理生理池，當你沉浸在藥草浴池當中，因為撒的都是大自然界中最自然的植物花草，池水中散發出清新迷人的氣味，非常的舒服，讓你同時感受到觸覺與嗅覺的洗禮。坊間也有許多標榜藥草浴的私人小型水療浴，其所使用的是以木材做成的木桶，其中置入各種療效的藥草，進行身體的浸泡，因為木桶本身會產生森林中的芬多精，再加上具療效的藥草，更可在舒筋活血消除疲勞間進行治病。

四、水療未來醫療趨勢

水療可說是一種預防醫學，水療對身心的好處為精力提升（有自信、有尊嚴）、疾病預防、免疫力增強、美容瘦身、清潔肌膚。水療不但可以消除疲勞、恢復體力，對於神經痛、肌肉痛、關節炎、五十肩、運動痠痛、痔疾等慢性消化器官疾病、懼冷症、血液循環不良、虛弱兒童、動脈硬化症、慢性皮膚病病後回復期、慢性婦女病，在醫學臨床上證實有很好的療效。

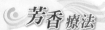
五、各國政府看好水醫療旅遊產業

(一)美國創造了活潑的水療文化

　　溫泉療養以醫療目的爲主的水療活動，已融入非醫療性的運動、減肥與美容的新概念，並結合旅館業，發生了本質上的變化。歐洲的溫泉水療以醫學治療的目的爲主，而美國的溫泉水療則側重於休息。

(二)法國水療海洋全方位重建健康

　　法國海洋SPA的治療法獨步於全球。海洋環境、海洋空氣、天然海水三合一的SPA，能將皮膚之間的養分進行交換，借助於海水浮力的物理作用，再加上人造水流的機械推拿效果，這一切，就是法國海洋SPA的精華所在。

(三)義大利水療泥漿美容敷臉

　　威尼斯名勝——阿巴諾溫泉的泥漿中含有豐富的礦物質、有機物，可以治療多種疾病、排除體內毒素、促進新陳代謝，還有能幫助皮膚恢復彈性的美容面膜。

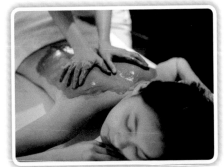

黑海泥敷體

(四)泰國經典水療領略曼谷東方情懷

　　泰國傳統的草藥法與現代西方醫療技術的獨特結合，能夠對抗衰老和撫慰身心。當旅行結束時，精神、肉體與靈魂的旅程才剛剛開始，沉浸在異國情調的草本精油的拍打中，將身心洗滌乾淨，靜臥在海邊的竹椅上，細品SPA美食，聊賞泰國的夕陽。

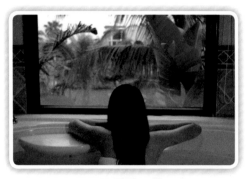

悠閒享受水療

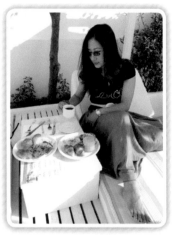

悠閒享受美食

 ## 第二節　芳香療法與SPA的趨勢及發展

　　SPA這個名詞已成爲各媒體報導和風靡全世界的最新風潮，以度假SPA大大聞名的東南亞，雖然沒有礦泉或太多溫泉，不過海岸風光明媚又有獨特養生按摩手技，讓這些地方的SPA結合天然資源與傳統按摩成爲獨特的RESORT SPA風格，吸引全世界旅客的焦點。

　　東南亞的SPA以泰國和印尼的行程最爲著名，其中又以巴里島和普吉島、曼谷、清邁、蘇梅島等地名聞遐爾，成爲熱門旅遊行程，度假飯店內天然獨特的SPA療程，這些以傳統熱帶島嶼風情爲訴求的SPA，能讓顧客享受到宛如皇宮貴族般的禮遇，在如此尊寵下，壓力、緊張、疲累瞬間消失殆盡。

　　以台灣人最愛的巴里島SPA來說，在半開放式熱帶花園VILLA裡浸泡香氛花澡浴，享受LULUR SPA，再喝上一杯酸甜的JAMU薑味茶（可以幫助人體排除毒素及促進新陳代謝），LULUR SPA源自於爪哇皇

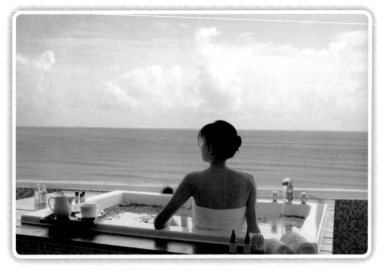

海景香氛花瓣浴（夏都沙灘酒店Azure Spa）

室，意思是滋潤肌膚，是貴族及皇室公主們的傳統美容秘方，傳說公主出嫁前都要先進行LULUR SPA療程保養全身，當個美麗的新娘。

一、各種SPA方式

1.熱石按摩療程：將石頭加熱，以石頭具有的大地能量及不易散熱的特性，達到深層肌肉的放鬆按摩。

2.海洋SPA水療：引進海水做綜合性的按摩與保養，提供身體必要的自然活力因子及

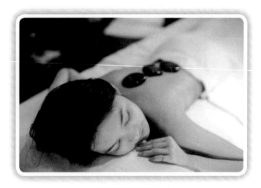

熱石按摩療程

礦鹽質。

3. 雙人四手精油按摩：這種源於
   MANDARA招牌的兩人四手
   SPA，總是讓人在芳療師的輕柔
   呵護下全然放鬆。

4. 泰式SPA：結合東方的瑜伽、氣
   功、太極、冥想、按摩、太陽浴
   等，著名的泰式按摩，利用穴道
   按摩及各種瑜伽姿勢，刺激全身
   血液循環來養生美容。Banyan
   Tree悅榕集團的SPA極富盛名：
   成立於1994年，迄今已有二十多
   年歷史，分布的地區包括泰國普
   吉島、馬爾地夫和印尼民丹島
   等地，其獨樹一幟的SPA經營理
   念，屢次獲得國際媒體和旅遊消
   費者的青睞，數度票選為年度十
   大度假飯店集團。

5. 印度阿育吠陀Ayurveda療法：源
   自於印度南部的古印度按摩法，
   在印度就像瑜伽（YOGA）一樣
   普遍，它是印度的國粹，有三千
   多年的傳承，可視為東方按摩，
   甚至全世界按摩術的始祖。阿育
   吠陀的特色，是以活氣為導向的
   按摩法，大量運用植物提煉的精
   油按摩全身；還有另一種是混合

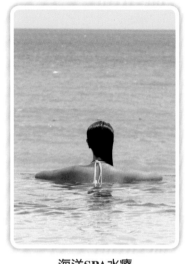

海洋SPA水療

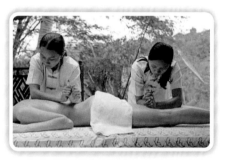

雙人四手精油按摩

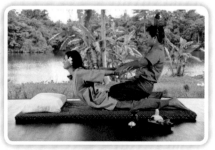

泰式按摩

十餘種植物精油，溫熱後滴在額頭上的「達拉」（Dhara）按摩法，此療程可有效改善眼睛、耳朵及頭痛等問題，是讓人極易沉靜思緒的療程。

二、各國SPA特色

其實SPA的發源地在歐洲，歐洲特別講究功能與療效，歐洲的SPA以海洋療法及礦泉療法為主，海洋療法以海水中的生物，如海藻來進行按摩與治療，利用海水來健康養生。在歐洲國家如義大利、奧地利等也流行泥療

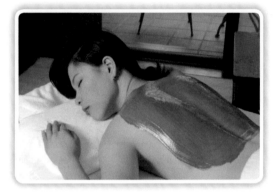

海泥敷體

SPA，有火山泥、海泥、沼澤泥，均含有豐富的礦物質、微量元素、胺基酸、酵素等，具活化性能量，對身心和肌膚都極有助益。

法國維琪（VICHY）小鎮的礦泉SPA也是舉世聞名，擁有十多處礦泉水的維琪小鎮，遠在一、兩千年前即以好水質著稱，十七世紀，法王路易十三和王公貴族都喜歡在VICHY度假與做溫泉療養，陸續建了不少大型度假莊園，慢慢成為歐洲人度假勝地，VICHY浴因此著名。

德國KURHAUS的水療也很風行，不同的礦泉SPA有著不同的功效，在瑞士與義大利等地就是以礦泉SPA深深擄獲旅客的芳心。

美國的SPA多附設在大型度假中心內，注重的是休閒與健身，所以多半會結合健身房或水療設施，有的也會加入一些登山、健行、水中有氧運動、騎馬、攀岩等，活動筋骨順便休養生息。不過美國近年也很流行有東方古老禪境的SPA，結合瑜伽、冥想、禪思、靜坐等沉澱出心靈

平靜，東方傳統的美容養生法如藥草、太極等，這樣濃濃東方味的SPA在許多大都會區大大風行，大明星和超級名模都趨之若鶩，美國是DAY SPA發源地，紐約、比佛利山等時尚城市都有許多精緻的DAY SPA。

澳洲三百多個原始部落醫學養生和健康療法，融合四萬年古老的大地能量，採擷各種澳洲原生花草、果實、紅土、沙漠鹽、海洋礦植物，並包含空氣、水、土、火及木等五大能量，研發出一系列純淨身心靈的SPA療程。

日本的SPA當然和泡湯息息相關，日本有許多天然的溫泉，泡湯自古就是養生之道，泡湯SPA有迷人的山光水色，溫暖的按摩，加上精緻的日本料理，真是極致的享受。

韓國SPA結合三溫暖，超大型水池、鹽池、各式藥草池及開放式美容區，招牌去角質最有代表性，韓式去角質是用絲瓜布巾用力將全身角質搓開，去完角質後肌膚摸起來會特別光滑。

三、目前國內芳療SPA的經營型態

1. 度假型SPA／飯店SPA（Resort／Hotel SPA）：度假村或度假飯店所擁有的SPA，提供專業管理的SPA療程服務，結合健身活動、瑜伽及SPA營養輕食等，如花蓮理想大地渡假飯店之Yuro Spa館。

2. 五星級SPA：現在最流行的是五星級飯店的超完美SPA，頂級的設備、專業的SPA療程及擁有獨特美景的專屬療程室，尊榮獨享，不用出國也可享受國際頂級SPA禮遇，如墾丁夏都沙灘酒店之Azure Spa館。

3. 都會型SPA（Day SPA）：專為都會型上班族提供各種短時間之基本SPA的服務項目，包括SPA療程及設備，並有經過專業訓練的芳療師，讓您不必到五星級飯店也可享有頂級的SPA服務。

4. 醫療型SPA（Medical SPA）：個人單獨開業或團體機構，由醫療

和SPA專業人員組成，其主要目標是在一種同時具有SPA服務和普通理療的方式相互配合環境下，供給顧客醫療的照顧。

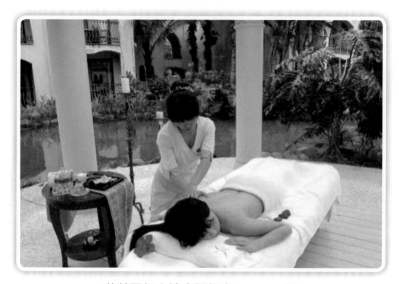

花蓮理想大地度假飯店Yuro Spa館

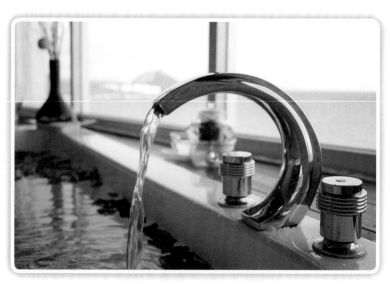

夏都沙灘酒店Azure Spa館

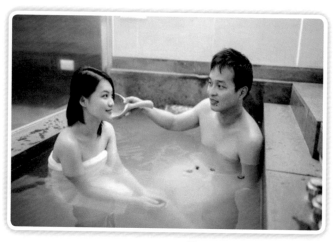

Yuro Spa館

5. 俱樂部型SPA（Club SPA）：其主要結合健身及運動，在健身及運動後進行SPA療程，不但可以加強精油的吸收，更可達到放鬆的效果。其提供各種經過專業管理的SPA服務，也是目前都會區很熱門的SPA型態。

6. 溫泉型SPA（Mineral Sping SPA）：是設置在自然礦泉、溫泉及海水地方的SPA，利用溫泉療癒的特性，加上專業SPA的療程服務，也是泡湯客的最愛。

四、SPA風引領芳香療法風潮

十二世紀歐洲加入香料藥草後，使得芳香醫療在十七世紀成為全盛時期，到了十八世紀香水廣受歡迎，一直到二十世紀，芳香植物自然無副作用的成分又逐漸引起人們的注意。隨著全球的SPA風潮，芳香精油與芳香按摩的結合，使得芳香療法更加發揚光大且在全世界備受重視。

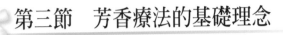

第三節　芳香療法的基礎理念

一、芳香療法的定義（Definition of Aromatherapy）

　　芳香療法的英文「Aromatherapy」源於法文aroma（香氣）therapy（治療），由法國化學家Gattefosse（蓋特佛塞）所命名，將二字合併即為「Aromatherapy」，亦可解釋為「利用天然植物的香氣來改善身心疾病的療法」，引申至今，則是以植物提煉出來的精油來療癒身心靈疾病的方法，中文稱為「芳香療法」，芳療師我們即稱為Aromatherapist。

　　芳香療法是一項關於健康的另類療法，以具有特殊香氣的植物萃取物——精油，來療癒或照護身心失調的症狀，芳療師在學習與瞭解精油的特性及作用，可進行芳香保健或治療，但是由於每一個人的體質及心理狀況不同，對於配方的反應也會有所不同，所以專業的芳療師必須根據被操作者的特殊條件有所調整，使其更能受惠於芳香治療。但建議在不清楚症狀產生的原因時，應與醫生溝通瞭解病情後，再決定使用何種治療，切記芳香療法屬於輔助療法，無法取代正統的醫學治療。

　　在澳洲，芳香療法與其他傳統療法如針灸、指壓、足部反射療法或香藥草，同屬於輔助療法，具有保健、醫治的效果。芳香療法就是以「芳香」作治療，因此香氣是相當重要的，使我們感覺更好、心情愉快，進而使生理的痛楚或不適減輕了，芳香精油對身體也有直接的治癒效果，如消炎、抗菌、鎮定、安撫、抗敏，一些簡單輕微的狀況，可以自行獲得改善，若想要處理較嚴重的疾病如癌症、慢性病等，則應請教專業醫師。

　　芳香療法在澳洲及英國已從一般的家庭用藥、香氛用品，擴展為醫

院或安養院使用，在安寧病房運用芳香治療有令人滿意的成果，薰衣草精油最常被用來處理病患的失眠問題，病人用後睡眠品質提升並減少用藥，心情更加愉快，另外對於惡臭的處理、傷口問題、皮膚乾敏、瘙癢、淋巴水腫、疲勞、疼痛等，都常借助芳香治療，達到「整體醫護」的效果。

二、嗅與抹的芳療藝術（Healing Art）

在芳療中，天然植物精油可以透過呼吸系統與皮膚被人體吸收，芳香分子可穿過血腦障壁，經由嗅聞及塗抹進入微血管，主要影響情緒、大腦活動、記憶、邊緣系統及荷爾蒙反應。另一途徑則是芳香分子由皮膚進入血液中，再隨著血液循環作用到全身（**圖1-1**）。

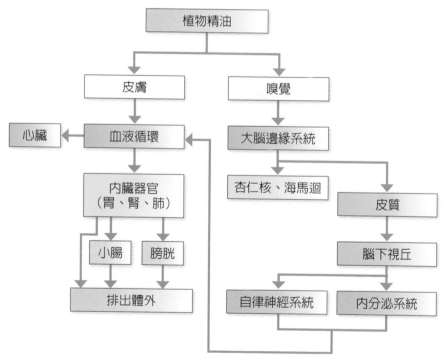

圖1-1　精油進入人體的途徑

(一)嗅覺與腦的關係

鼻腔頂端，左右各有一嗅黏膜，共有600～1000萬個嗅覺神經細胞（**圖1-2**），被非常薄的黏膜覆蓋，大約二十八天更新，每個細胞排列6～8根纖毛細胞束，表面有接收器，有如拼圖一般，可接收特定的香氣。足以捕捉龐大的氣味訊息。嗅黏膜是體內唯一與外界直接接觸的神經細胞。大腦邊緣系統（**圖1-3**）是位於腦幹上方V字形的組織，包括有杏仁核、海馬迴、丘腦與下視丘，海馬迴是掌管記憶成對的器官，分別位於大腦的兩個顳葉上，它幫助我們將聞到的氣味連結到大腦中的記憶庫，以決定是否為熟悉的氣味，以及將此氣味相關的記憶帶進我們的意識中；杏仁核也是兩個對稱的，位於大腦邊緣系統並位於海馬迴之上，在顳葉的前端，杏仁核與海馬迴合作居中調節情緒反應，不同氣味會促成不同情緒，如愉悅、憤怒、恐懼、悲傷等。

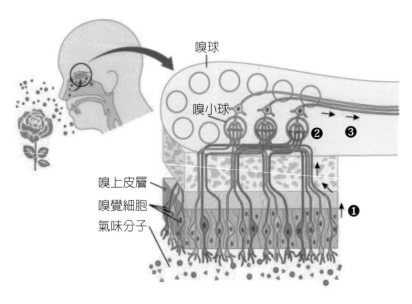

圖1-2　嗅覺神經

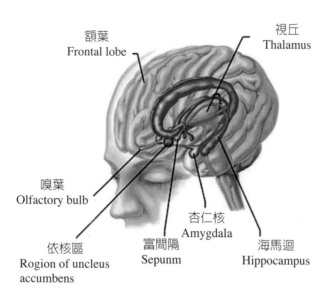

額葉
Frontal lobe

視丘
Thalamus

嗅葉
Olfactory bulb

依核區
Rogion of uncleus
accumbens

富間隔
Sepunm

杏仁核
Amygdala

海馬迴
Hippocampus

圖1-3 大腦邊緣系統

(二)接觸／按摩

身體接觸是動物的基本需
求，如同動物需要呼吸一樣自
然，嬰兒透過接觸、擁抱獲得安
全感，並以區分母親及陌生人，
動物實驗說明：早期發展，少了
身體的接觸，生存率下降，神經
生理成長也較緩慢。在澳洲的醫
療院所，引進按摩，給予患者舒
適的照護，包括肌肉緊繃、促進
睡眠、舒緩疼痛及降低血壓。

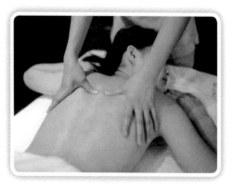

芳香按摩

三、整體芳療師的養成（Holistic Aromatherapist）

對整體性的芳香療法而言，按摩是很重要的一環，可幫助更多精油進入身體。可以選擇用各式的按摩手法搭配合宜的精油配方，只要按摩的技法及精油的處方，適合個案的身心靈狀況即可。

芳療師必須熟悉多種按摩技法、懂得判斷不同個案，不同身體的部位，不同的身心狀況條件應採取不同的按摩技法、不同的力道及不同的精油處方，全方位的關懷客人。當我們要治療身體的問題時，不能忽略靈魂的重要性，因此如果在你頭腦和身體都沒有問題時，就要開始治療心靈，而心靈才是最重要的事，芳療師必須掌握放鬆身心的技巧。

精油以鼻子吸入時，精油分子會被帶到鼻腔內，並到達嗅覺細胞，此時就會感受到這精油的氣味，之後精油的化學物質散發出來的訊息，會傳達到大腦中，並影響邊緣系統，使情緒產生舒緩、提振等作用，並使訊息傳導正常，各個部位就能各司其職，身體也就不會出差錯。

第四節　芳香療法的安全性

一、芳香療法的使用禁忌

雖然芳香療法在大部分的國家只是輔助療法，還是有些國家將芳香療法納入醫療的範疇，配合藥物治療，讓身體復原得較快。瞭解精油的使用禁忌才不會造成遺憾，尤其很多精油中都含有具有毒性的酮，酮向來是孕婦以及嬰兒的禁忌，不宜長期、高劑量使用。

因為精油的分子極微小，很容易經皮膚滲透進入體內，所以用精

油按摩可以得到很好的效果。孕婦初期可先用植物油，第四個月再加入精油（但建議使用較安全的柑橘類精油，劑量需低於1%），嬰兒要在出生三個月後才能開始進行精油按摩，劑量一樣應在1%以下，但從媽媽分娩時就可在產房薰香，使小baby一出世就呼吸到迷人的香氣，而非醫院的藥水味。兩週後就可以用薰衣草精油稀釋泡澡，增強baby的抵抗力。

　　因為芳香按摩的好處太多，所以大家會以為它對每個人都會有效，然而有些病理狀況需要特別護理，芳香療程可能會有反作用。

二、芳香按摩發生反作用的情況

1. 循環不良及心臟疾病：會造成心臟過度負擔，若醫生許可按摩，力道必須輕柔。
2. 血塞：因按摩可能會導致血液凝塊流至心臟，若醫生許可按摩，力道必須輕柔。
3. 高、低血壓：有服藥的高血壓患者，在按摩過後有可能會產生頭昏或頭輕的現象；血壓低，按摩後會頭昏，故按摩前需要有醫療諮詢。
4. 癲癇症：若醫生許可按摩，要避免太刺激神經系統或太深層放鬆的精油，因會導致抽搐。
5. 糖尿病：患者常會有動脈硬化、高血壓、水腫等情況，按摩力道要掌控好，因神經感覺失去會讓患者無從告知力道的大小，易造成受傷。
6. 癌症：芳香療程前應先尋求醫生的意見，有醫學理論認為癌症的癌細胞會透過淋巴系統在體內擴散，芳香按摩會助長癌細胞轉移到其他器官。

三、芳香按摩特殊護理

1. 氣喘：芳香按摩中的有些精油能改善呼吸困難的問題，但必須注意患者對特定精油或基礎油是否會產生過敏。
2. 過敏：在芳香按摩前應在患者手肘內側試驗是否對精油會產生過敏現象。
3. 用藥：使用某些精油會加速肝的解毒功能，進而強化體內藥物的排除。
4. 月經：為避免造成任何不適，月經期間進行的芳療按摩應避開腹部。
5. 懷孕：精油能通過胎盤壁膜，所以很可能會影響到胚胎，若孕婦過去曾有婦科出血或流產的病史，沒有婦產科醫生同意，請勿進行芳香按摩；懷孕前三個月避免進行芳療；使用精油須稀釋濃度1%以下；避免使用有調經作用的精油。

四、芳香按摩的禁忌

1. 心臟功能異常。
2. 最近動過大手術。
3. 骨折、扭傷。
4. 發燒：發燒時按摩會讓血液循環加速，病毒也會加速擴散，可能導致病情惡化。
5. 發炎：感冒、受涼、麻疹、結核病、猩紅熱、肺炎等會造成細菌或病毒感染。
6. 皮膚有外傷尚未痊癒。
7. 皮膚病：避免交叉感染或散布感染。

8.出血。

9.酗酒後。

10.噁心、嘔吐。

11.懷孕首三個月內。

課後復習一

1.請列出二十世紀近代芳療先驅中，下列人物對芳療的卓越貢獻。

　(1)蓋特佛塞博士（Dr. Rene Maurice Gattegossse）

　(2)尚‧瓦涅醫生（Dr. Jean-Valnet）

　(3)瑪格麗特‧摩利夫人（Marguerite Maury）

2.化學合成西藥有哪些缺點？

3.請簡述水療對身心的好處。

4.請簡述目前國內芳療SPA的經營型態。

5.請列出精油透過嗅覺進入人體的旅程。

6.請列出芳香按摩的禁忌。

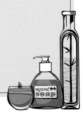

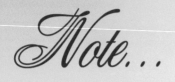

Note...

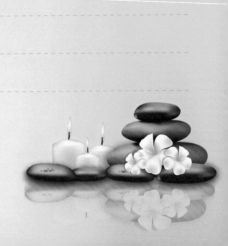

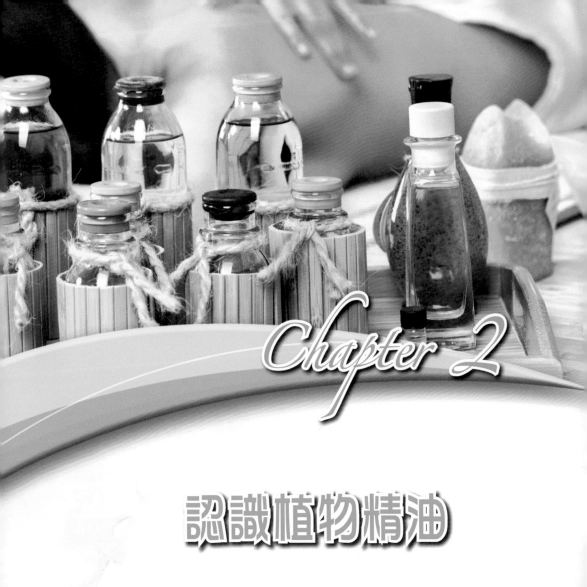

Chapter 2

認識植物精油

🌸 植物精油的來源

🌸 植物精油的萃取部位與方法

🌸 植物精油的選擇與保存

🌸 精油使用的安全守則與禁忌

第一節　植物精油的來源

　　精油在芳香療法中扮演了最重要的角色，它是一種高度濃縮且具揮發性的物質，從植物不同的部位萃取而得，它能透過皮膚及嗅覺被人體吸收，並作用在人體上，典型的精油含有一百多種天然的有機化學成分，這些天然的化學成分會產生香氣與治療的效果，但相對的，使用不慎也是一種毒，也會產生危險（如紅腫、過敏或中毒）。

一、植物為什麼會產生精油？

1.預防被侵害：植物是有生命的，科學家曾經做過實驗，對植物說好話它就會長得很漂亮，但若不理它或對它說壞話，它就會長得很差，所以我們相信植物有生命、有知覺。含精油成分的植物，它們會互相溝通對話，藉著氣味傳遞訊息，它會釋放一種芳香分子就是訊息傳導物質，其他植物接收到這個訊息及氣味，就迅速自土壤中選擇適當的養分，在體內進行一系列生物的化學變化並產生抵抗力，以抵抗病毒、病菌等入侵，並預防草食動物、昆蟲及真菌的侵害。

2.延續生命：在地中海型地區，氣候較乾燥易自然產生森林大火，芳香植物因富含揮發性物質，當

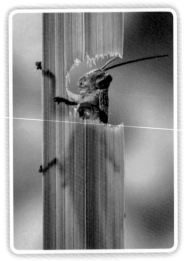

草食性昆蟲

發生森林大火時，芳香植物在地表上的部分會因揮發作用在短時間內燃燒殆盡，但藏在土壤底下的根部不會被火侵襲便可存活，等到下一場雨之後，又可以重新生長，延續生命。

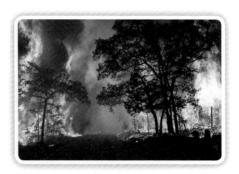

森林大火

3.傳宗接代：很多芳香植物在開花前，精油的含量會達到巔峰。植物開花的意義在傳宗接代、延續生命，孕育下一代或把生命推到極致。

4.維護生存空間：各種植物在雜草叢林中自由生長，每一種植物都各有其領域，互不侵犯，像動物一樣有屬於自己的地盤，植物也是。當枝椏生長過於靠近時，植物會釋放乙烯，讓對方知道自己的存在，所以植物比動物及人類更靈敏，知道尊重別人的生存空間。

5.療癒身心：精油不是植物的荷爾蒙，因為它沒有直接參與植物的生長，它們並不能直接提供養分，所以我們也不能靠精油來維繫生命，但卻可以用精油來輔助我們改善症狀，療癒受傷的部位。

二、精油的特性

1.高度濃縮：精油經由植物萃取後，濃度比植物精純50～100倍。

2.高度揮發：精油因含天然的化學成分，所以與空氣接觸後會很快揮發。

3.香氣重：精油由植物萃取後，精油的香味會很明顯且香氣將更濃烈。

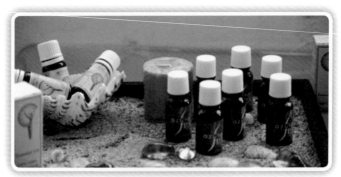

單方精油與複方精油

4. 呈液態：大多數精油是呈現液態的，但有些在室溫中是呈固態的
（如沒藥）。

5. 不溶於水：精油不溶於水，但可溶於酒精、動物脂肪、植物脂肪
及蠟。

6. 呈無色或淡黃色：大部分精油皆為無色或淡黃色，但比較特別是
德國洋甘菊呈淡藍色的。

三、精油的香調

精油的香氣揮發速度不一，在一般芳療師的習慣中我們較常使用調
香師的調香用語：前調、主調、底調或前味、中味、後味來呈現精油香
氣的揮發速度，但我們也可以借用音樂家的習慣用語：高音、中音、低
音，或以速度區分：快板、中板、慢板，這些都是呈現精油揮發速度的
用語，看你習慣用哪一種囉！

(一)高音階精油

高音階精油通常有提振心靈或腦部的效果，具激勵的特質，適用於
急性症狀。代表性精油：甜橙、柑橘、葡萄柚、檸檬、萊姆、佛手柑、

苦橙、檸檬草、茶樹、白千層、羅勒、薄荷、尤加利。

(二)中音階精油

　　中音階精油通常有影響身體臟腑及消化吸收的功能，具平衡的特質，適用於主要症狀。代表性精油：茉莉、洋甘菊、薰衣草、馬鬱蘭、天竺葵、胡蘿蔔籽、茴香、杜松、荳蔻、黑胡椒、快樂鼠尾草、玫瑰草、苦橙葉。

(三)低音階精油

　　低音階精油通常多用於自律神經及老化問題，具有放鬆的特質，適用於慢性症狀。代表性精油：玫瑰、橙花、伊蘭伊蘭、乳香、沒藥、安息香、檀香、紫檀、雪松、生薑、歐白芷根、岩蘭草。

四、精油的香氣濃度

　　每種芳香植物本身的化學結構不同，品種即使相同，但因產地高低的不同、氣候的差異、土壤、水或採收季節不同、採收時間、採收工具、採收方式及萃取方式的不同，顏色及功效上都會有不同的狀況出現，因此香味、濃度、顏色、功效也都會各有差異。

五、精油的揮發速度

　　植物精油是一種純天然的有機物質，它含有天然的化學成分，具有不同的揮發特性；所謂揮發性，指的是物質接觸空氣後消失的速度，這可作為人體吸收快慢的判斷。

　　一般判斷的方式是，將精油滴入植物油中放在室溫下，香氣持續可二十四小時的我們稱為高音精油、七十二小時的稱為中音精油、一星期

以上稱為低音精油。精油香氣的揮發如同音樂需要有高低音的組合，才能有動人心弦的樂章，高音精油香氣較刺激與直接，令人感到振奮，具激勵的功效，像歐薄荷及柑橘類；中音精油令人感到和諧與平衡，可改善身體的主要症狀，如薰衣草及天竺葵；低音精油則有安撫與放鬆的作用，如檀香及紫檀，給人一種沉穩厚實的感覺，適合冥想沉思時使用，印度的修行者即偏愛使用檀香。

第二節　植物精油的萃取部位與方法

一、植物精油的萃取部位

植物精油存在於植物的特別細胞中，能夠從不同的部位萃取出來，精油萃取部位來自植物的根、葉子、木心、樹脂、花、果皮、樹皮、種子等（**圖2-1**）。同一株植物產生精油的位置不同，有時同一株植物的花、果、葉都蘊藏著精油，例如苦橙樹的葉子可萃取苦橙葉精油，又名回青橙；苦橙樹的花可萃取苦橙花精油，又名橙花精油；苦橙的果皮可萃取苦橙精油。

萃取部位與代表精油：

1. 花朵：玫瑰、茉莉、洋甘菊、薰衣草、橙花、伊蘭伊蘭、馬鬱蘭、天竺葵。
2. 種子：胡蘿蔔籽、茴香、杜松、荳蔻、黑胡椒。
3. 果皮：甜橙、柑橘、葡萄柚、檸檬、萊姆、佛手柑、苦橙。
4. 葉子：香茅、檸檬草、茶樹、白千層、快樂鼠尾草、迷迭香、羅勒、薄荷、尤加利、玫瑰草、苦橙葉。
5. 樹皮：肉桂。

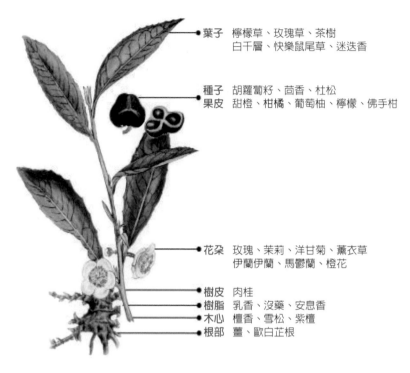

葉子　檸檬草、玫瑰草、茶樹
　　　白千層、快樂鼠尾草、迷迭香

種子　胡蘿蔔籽、茴香、杜松
果皮　甜橙、柑橘、葡萄柚、檸檬、佛手柑

花朵　玫瑰、茉莉、洋甘菊、薰衣草
　　　伊蘭伊蘭、馬鬱蘭、橙花

樹皮　肉桂
樹脂　乳香、沒藥、安息香
木心　檀香、雪松、紫檀
根部　薑、歐白芷根

圖2-1　植物萃取部位

6.樹脂：乳香、沒藥、安息香。

7.木心：檀香、紫檀、雪松。

8.根部：生薑、歐白芷根、岩蘭草。

二、植物精油的萃取方法

(一)蒸氣蒸餾法

　　蒸氣蒸餾法（圖2-2）是最常用的萃取方法，蒸餾法是將植物置於蒸餾器中，加水加熱產生高壓，蒸氣經過植物並使植物中易揮發的物質隨著水蒸氣蒸發出來，水蒸氣經過冷凝器後會將精油分子冷卻，使其

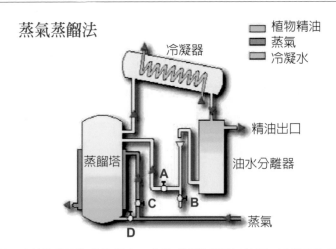

蒸氣蒸餾法

冷凝器

植物精油
蒸氣
冷凝水

精油出口

蒸餾塔

油水分離器

A

C　B

蒸氣

D

欲萃取之植物放置於萃取塔內，直接或間接與蒸氣接觸，沸騰氣化後經冷凝器
再被變回液體，在油水分離器即可分離出精油與回收的水
直接蒸氣法：B與D閥打開，A與C閥關閉；間接蒸氣法：A與C閥打開，B與D閥關閉

圖2-2　蒸氣蒸餾法

凝結成液體。此時精油和凝結水會分離出來，因密度關係精油會浮在上層，即得精油，下層凝結水即為一般所謂的花水、純露或精露，是蒸餾過程中的副產品。精露也含有植物微量元素，如玫瑰精露、薰衣草精露、橙花精露等，很多人也常以精露當化妝水使用。

　　代表精油：羅勒、洋甘菊、鼠尾草、芫荽、絲柏、尤加利、天竺葵、杜松、薰衣草、橙花、歐薄荷、迷迭香、紫檀、檀香、茶樹、伊蘭伊蘭。

(二)壓榨法／針刺法

　　此法多用在柑橘類，因精油大多含在其果皮中，經由壓榨果皮取得精油。在從前是以手直接擠壓出精油及果汁，靜置一段時間，油會浮在果汁表面上，即可得精油。現在則是利用機器施壓使植物汁液流出後運用離心力的機器將油、水分離而得到精油。近年來已經開始使用另外一

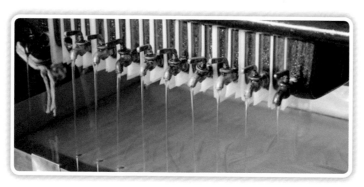

壓榨法

種「針刺法」進行這類精油的萃取。針刺法運用一種內層全是細針的滾筒，將柑橘類的果實直接丟進去，然後轉動滾筒，內壁的刺針會刺破果皮表面的精油分泌腔，讓精油流出，然後再引導至收集瓶即可，這種方法不需要花太多時間等待油水分離。

　　代表精油：佛手柑、檸檬、甜橙、葡萄柚、萊姆、柑橘、苦橙。

(三)油脂分離法（脂吸法）

　　利用油脂萃取精油是最古老的方式，它曾被廣泛地用在香水工業上，以捕捉花朵的芬芳，如玫瑰、茉莉等。方法是在長方形的玻璃四邊鑲木頭框架，玻璃板上塗滿一層薄薄的動物油，再把新鮮的花瓣一片一

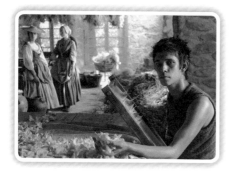

油脂分離法

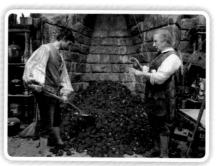

待萃取之玫瑰花

片鋪在動物油上,再將木框玻璃片層層堆疊,一般約需一週的時間,讓動物油吸收花瓣的精華,鮮花須每天覆蓋上去直到達到所需濃度為止(但像茉莉花則需要經過三個星期,才能吸滿精油),此時的油脂則稱為香脂(concrete)。最後在香脂中加入酒精搖動二十四小時,當酒精蒸發後析出萃取物便得出精油,剩下的油脂可用來製作肥皂。法國南部的Grasse是唯一還在使用此方法的地區。其精油價格非常高昂,所以會標上Enfleurage Absolute。

代表精油:茉莉、橙花、玫瑰、洋甘菊。

(四)溶劑萃取法

溶劑萃取法在香水製作上應用得最廣,將植物浸在石油醚、乙烷或苯質等揮發性溶劑內溶合,待溶劑溶出花瓣內的精油,將其蒸餾後,可得半固體的「凝香體」,再加入酒精蒸發後,即可得到較高品質的原精(是製作香水、香料的天然素材),再經過一段時間後,利用溶劑將精油溶解出來,再將溶劑分離,即可得純精油。

溶劑萃取法分為一般溶劑萃取法(**圖2-3**)及樹脂萃取法(**圖2-4**)。

代表精油:肉桂、鼠尾草、乳香、沒藥、安息香、茉莉、百合、夜來香、晚香玉。

(五)CO_2萃取法

CO_2萃取法是1980年早期引進,是以非常高壓的二氧化碳,在極低溫的狀態將精油從植物中溶解出來。當壓力到一個程度,精油會以霧狀溶出,再將之收集,對加熱敏

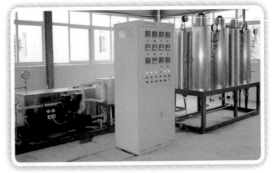

CO_2萃取法

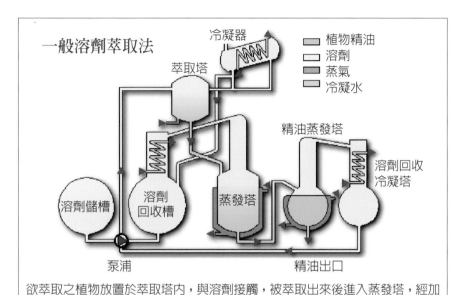

欲萃取之植物放置於萃取塔內，與溶劑接觸，被萃取出來後進入蒸發塔，經加熱將沸點較低之溶劑蒸發後，進入精油蒸發塔將殘餘溶劑蒸出後即可得純精油

圖2-3　溶劑萃取法

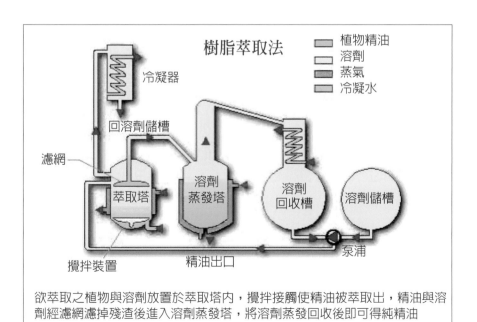

欲萃取之植物與溶劑放置於萃取塔內，攪拌接觸使精油被萃取出，精油與溶劑經濾網濾掉殘渣後進入溶劑蒸發塔，將溶劑蒸發回收後即可得純精油

圖2-4　樹脂萃取法

芳香療法

感的精油必須採用此法。整個過程皆在低溫下進行，香味因此不受熱影響。萃取過程所需時間短，溶劑與香精之間並不會有化學反應。比較起來，蒸氣蒸餾法需要一至四十八小時，而且總會有精油濾渣殘留。溶劑在解除壓力的過程中就直接被清除，整個過程皆在一密閉房間內進行。因設備龐大及成本高昂，此法僅用於珍貴的精油，所以不是非常普及。其產品會標示CO_2 extract。

代表精油：沉香、乳香、金盞花、百里香、生薑。

(六)浸泡法

將植物或花朵浸泡在植物油中，利用植物油將精油成分溶入其中，待植物中的精油釋放出來，再用蒸餾法萃取提煉即可。例如：聖約翰草油、雷公根油等屬於浸泡油，大部分被歸類在植物油中，並不屬於精油，也可以說是含精油成分的植物油。

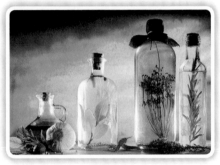

浸泡法

代表精油：金盞花、金絲桃。

第三節　植物精油的選擇與保存

一、如何選擇精油

1.拉丁學名：每一種植物精油都有它的主要生產國，像保加利亞的玫瑰、印度的檀香、澳洲的尤加利及茶樹、法國的薰衣草等，不同的品種，其療效也會不一樣。相同的植物在不同的地區，名稱

也可能不同，例如檸檬草（英文俗名：Lemongrass，拉丁學名：
Cymbopogon Citratus），其實它就是台灣的檸檬香茅，所以要確
認拉丁學名，才能保證買的精油是否為同一品科。

2. 價格：品質純正純植物萃取的精油在蒸餾的過程中，不能添加任
何的化學藥劑，因此價格通常都不會太便宜。在台灣，有認證的
進口品牌精油，10ml的一瓶大概要新台幣800元以上，萃取不易
的花瓣類如玫瑰、洋甘菊、茉莉及需數十年才能長大的檀香、紫
檀等精油價格更是昂貴；因此低價的精油代表它可能摻雜人工合
成的化學香料，或純精油占的比例很低，或非屬於治療級。精油
多珍貴呢？舉例：6顆檸檬只能萃取1滴精油、10公噸的玫瑰只
能萃取1公斤的精油、150公斤的純正薰衣草只能萃取1公斤的精
油，由此得知，純正精油的價格一定不會太便宜。

3. 合格認證書：國內標榜進口的精油專櫃，大多數都有合格的許可
證，但可以請業者出示原出口國的品質保證書。

4. 完整的標籤：精油瓶身的標籤上光有英文俗名是不夠的，應該要
有完整的拉丁學名。

5. 包裝：必須用深色玻璃瓶，提供完整的資訊，如精油名稱、拉丁

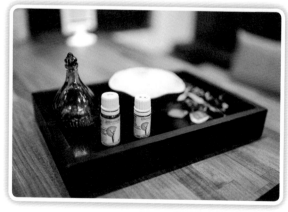

完整的精油資訊

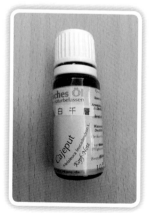

完整的拉丁學名

學名、萃取方法、植物產地、萃取部位、保存期限、用法、功能、批號。

二、精油使用及儲存的要點

精油使用及儲存的要點如下：

1.以深色的玻璃瓶儲存在常溫或室溫下（約18℃）即可，避免精油直接接觸到光線而導致變質。

2.需密閉的瓶子，並拴緊瓶蓋，以避免精油接觸空氣而氧化及揮發。

3.為避免氧化，在滴精油的過程中盡量讓精油到瓶口的距離保持最小。

4.因為精油會侵蝕塑膠，為避免塑膠溶到精油中，或精油滲到塑膠中產生化學反應，必須使用玻璃瓶盛裝精油。

5.為降低「活的」精油內的酵素產生化學反應，請低溫儲存。當溫度提高攝氏10度時，反應頻率會加倍，所以低溫儲存精油，會延長精油的保存時間，但不建議存放冰箱，當精油離開冰箱後與室溫的差距變大，更易變質。

6.若購買精油一瓶容量超過15ml時，建議將精油分裝到較小的玻璃瓶中，以避免氧化或變質。

7.因為純正精油濃度太高，不慎接觸易造成灼傷，請儲存於孩童拿不到的地方。

8.因為精油含天然的化學成分，易燃，所以應避免放置於接近火燄的地方。

9.在調配或使用精油時，需注意手不要直接接觸到未稀釋的精油，以避免高濃度的精油碰觸到身體較敏感的部位（如鼻子、臉與頸部），而造成紅腫或過敏現象。

10.結束芳香療程時，記得要徹底洗手、甩手及喝杯溫開水，避免

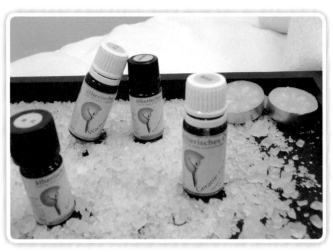

深色玻璃瓶精油

　　殘留的精油接觸到下一個進行芳香療程的客戶。

11.當皮膚龜裂或紅腫時,請使用低劑量的精油。

12.無論是販售給專業人士或一般人使用,精油都應標示完整的資
　訊及安全預防措施。

 ## 第四節　精油使用的安全守則與禁忌

一、使用精油可能產生的危險

(一)中毒

　　在芳香療法中,「中毒」指的是誤用精油所造成的危險。精油的
劑量、使用的方法與客戶的生理與心理狀況都會影響毒性反應的程度。
「中毒」分為兩大類:急性中毒、慢性中毒。

◆急性中毒

　　急性中毒指的是在短時間內使用精油所造成的毒性反應，通常都是高濃度的使用單一精油所造成的，包含：

1. 皮膚急性中毒：當高劑量的精油直接塗抹於皮膚後所產生的毒性反應，當高劑量的精油被身體吸收後會造成肝臟與腎臟的損害（肝與腎是兩個主要的過濾器官，人體用來防止毒性物質進入血液中），這是經由皮膚吸收高劑量精油而造成的急性中毒。
2. 口服急性中毒：透過口服的方式使用高劑量的精油所產生的毒性反應，嚴重時有致死的可能。到目前為止，大部分情況嚴重的急性中毒案例都是口服精油所造成的。透過口服精油，在二十四小時之內，身體吸收精油的濃度會比一般按摩的方式高出8～10倍，且因為高劑量的精油具侵蝕性會造成食道灼傷，因此口服精油比透過皮膚或嗅覺吸收更容易產生急性中毒反應。

◆慢性中毒

　　在使用精油數週以後（不管是口服還是經由皮膚或嗅覺吸收），在皮膚或身體其他部位所產生的不良反應。慢性中毒引起的反效果包括：頭痛、噁心、皮膚紅腫及倦怠感。芳療中毒的嚴重程度，除了與精油使用的劑量有關，也與精油使用的方法有關。口服精油是最危險的方式，所以除非在合格醫師的監督下使用，芳香療法不應該使用口服的方式。目前為止，外用精油是英國唯一認可的芳香療法。

　　由於毒性反應與精油使用的濃度（劑量）有相當大的關係，過度使用過高的劑量會產生危險。精油濃度的高低要考慮客戶的體型大小及年齡。孕婦、老人、嬰兒或幼齡兒童在使用精油時，劑量應在1％以下，要特別注意，他們比一般成人更容易因為超出劑量而產生毒性反應。精油大多數的毒性反應可歸因於已知的化學成分。所以很重要的，芳療師在使用前要瞭解精油的毒性與安全的使用方法。

　　常見有毒性的精油包括：茴香籽、山金車、艾草、唇萼薄荷、黃樟、多香薄荷、黃金側柏、鹿蹄草、苦艾。

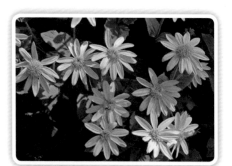

山金車

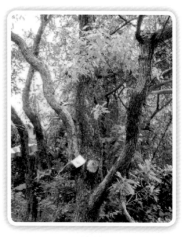

黃樟

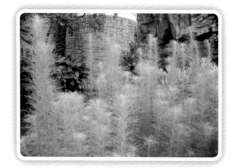

苦艾

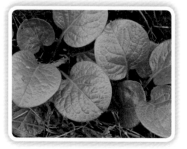

鹿蹄草

感光毒性（光敏性）

指的是皮膚上的感光化學反應，由具有感光毒性的精油與紫外線交互作用而產生。可能產生的現象包括輕微的皮膚顏色改變、皮膚變黑及色素沉澱。根據感光化學作用程度的嚴重性，有的可能導致出水泡或深度的灼傷。精油中常見的感光毒性成分是香豆素家族（如佛手柑中的香柑油內酯），當暴露在陽光下（包括自然的與人工的），會產生感光的皮膚反應。如：佛手柑、檸檬、苦橙、萊姆、葡萄柚。請注意：使用具光敏性精油時請避免曝晒在陽光下。

(二)紅腫

　　紅腫是因為皮膚或黏膜組織發炎，同時產生癢的感覺。紅腫是最常見的一種皮膚對精油的反應，形成的原因是精油與人體的肥大細胞交互作用，釋放出組織胺所造成。紅腫的程度與精油的使用的劑量有關，濃度愈高紅腫的程度就可能愈嚴重。每個人對精油濃度的承受度都不同，紅腫的狀況也有很大的個別差異，紅腫最為嚴重的情況是使用沒有稀釋或高濃度的精油。另外，黏膜比皮膚薄更脆弱，所以黏膜紅腫是更危險的，還有以吸入法來攝取精油時也要特別小心，呼吸道紅腫也是很危險的。

　　精油也不能直接透過直腸、陰道或口腔來攝取，泌尿、生殖器及消化道的黏膜如果紅腫會產生極大的危險；精油也應該避免接觸到眼睛。

　　容易產生紅腫的常見精油有：肉桂葉、丁香苞、丁香莖、丁香葉、紅百里香（常用的精油如果沒有稀釋就用在皮膚上有時也會產生紅腫）。

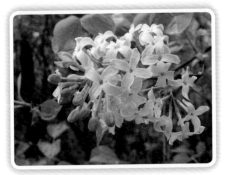

丁香

(三)過敏

　　過敏的症狀通常是皮膚出現疹子，類似蕁麻疹的情形。當過敏發生時，精油會穿透皮膚讓免疫系統釋放出組織胺，因為免疫系統的細胞過敏以至於造成發炎，皮膚會出現斑點與紅腫。過敏的情形與精油的劑量有關。過敏通常會在第一次使用精油後或多次重複使用精油後發生。

　　容易產生過敏的常見精油有：肉桂皮、肉桂葉、生薑、檸檬草、萊姆、香蜂草、苦橙、薄荷、百里香、丁香。

二、進行芳香療程的安全預防措施

1. 操作芳香療程的場所請保持空氣流通。
2. 保存、調配與分裝精油的場所應與進行芳香療程的場所區隔開來，應該在不同的房間。
3. 前一位客戶與後一位客戶使用同一間芳療室時應間隔五至十分鐘，要讓芳療室的空氣淨空，同時芳療師也必須休息五分鐘以上。
4. 芳香療程進行前應對客戶的身體與心理狀態進行詳細的諮詢，並確實詢問他們是否正在進行任何其他的醫療或輔助療法。
5. 如果客戶有醫療上的需要或正在進行其他醫療，在進行芳香療程前請他們先諮詢醫生。

三、精油使用安全守則

1. 稀釋：100%純植物精油濃度高，通常不能直接塗抹於皮膚上（目前只有薰衣草及茶樹被認為可以安全直接使用，例如燙傷或擦傷，可直接滴薰衣草精油於傷口上），其他情況仍建議稀釋基礎油後使用。
2. 不宜口服：為避免中毒，不可口服精油，口服須經專業醫師的指示。
3. 請勿接觸眼睛：精油請勿使用於眼睛及臉部其他敏感的部位，若發生上述狀況，應立即用大量清水沖洗並就醫。
4. 測試：若遇到有敏感皮膚或容易過敏之客戶，使用精油前最好進行簡單的皮膚測試。
5. 大傷口：精油不是萬能的，當皮膚有大傷口時，請立即就醫。
6. 光敏性：使用具光敏性精油時不可晒到太陽，會造成皮膚灼傷。

7.依賴性：單一精油不可持續使用過久；同一種精油最好不要每天使用，不同精油交替使用效果更好。

8.濃度：使用精油的比例應視每一位客戶的狀況調整，濃度要恰當適中。高劑量的精油不可太常使用，除非用於治療局部疼痛，建議以10%以下為宜。

9.標註：調和過的精油應以標籤註明日期、精油名稱、滴數及基礎油，建議三個月內使用完畢。

10.記錄：確實記錄每位客戶使用精油的各項細節，包括所調配的精油種類及精油的稀釋濃度等。

11.注意：千萬不要使用你不熟悉的精油。

四、使用者應注意事項

(一)精油使用者應注意事項

1.嬰兒：一般來說，除了標示嬰幼兒避免使用的精油，如含酮類、酚類等成分的精油，嬰兒可使用的精油還是很多，但如果不瞭解精油還是以薰衣草、洋甘菊、蒔蘿、柑橘類等較安全的精油為宜，且劑量要低，建議1%以下為宜。

2.孕婦：懷孕中的婦女應避免使用具有通經功效或具神經毒性的精油，某些較危險的精油也不可使用，例如迷迭香、沒藥、牛膝草、歐芹、鼠尾草、杜松、丁香、羅勒、雪松、絲柏、歐薄荷等精油，花類萃取的精油也應避免，因為易造成子宮收縮，容易引起流產，尤其是懷孕前三個月，若不小心使用以上的精油，請立即停止使用，若有不適請即刻就醫檢查，以免造成流產。懷孕期間建議使用較溫和安全的柑橘類精油，例如：檸檬、甜橙、佛手柑，或只使用基礎油按摩。

3. 氣喘患者：氣喘患者應避免太強的蒸氣，故不宜使用蒸氣吸入法，因爲過強的蒸氣反而會使氣喘病患者一時喘不過氣來，而有危險產生。建議使用改善呼吸道之精油，例如：迷迭香、乳香、佛手柑、洋甘菊。

4. 肝、腎功能不佳者：有些精油會造成肝、腎毒性，劑量宜低。建議使用迷迭香、薄荷、杜松、葡萄柚，但注意，腎功能已經出狀況時，不可再使用杜松精油，以免病情惡化。

5. 癲癇患者：有些精油會誘發癲癇發生，因此不宜使用，例如牛膝草、沒藥、迷迭香等精油。

6. 過敏體質者：可以將精油稀釋至1%濃度，先進行精油測試，將精油抹於手肘內側，等待二十四小時，若無紅腫反應，則可以安心使用。

7. 寵物：家中的貓狗若有皮膚病、跳蚤、便秘或腸胃問題，都可以

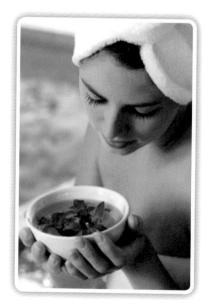

蒸氣吸入法

使用精油來改善，但寵物非常敏感，劑量需要小心控制。建議調製2%左右之精油噴劑，可直接噴於寵物皮膚及毛髮上，可改善問題又可殺菌及淨化空氣。

8.過敏性鼻炎和嗅覺較敏感者：某些精油如迷迭香、松樹、尤加利、香桃木、絲柏、檀香、乳香、杜松及歐薄荷等，對嗅覺有刺激和保護的功能。可使用薰香法、蒸氣法，或加入基礎油稀釋3%濃度滴於口罩後戴著，如此可改善過敏現象且將使嗅覺更爲靈敏，而嗅覺的好壞，會影響神經功能反應的傳遞訊息，及大腦的記憶區功能，也會影響味覺。

(二)精油問題Q&A

Q：精油濃度越濃越好嗎？

A：過與不及都不好，過高的劑量會使精油不易排出體外，某些精油具有雙重效果，使用量少時，反而有鎮定安神的作用，量多時卻變成提神，例如：迷迭香。

Q：100%純精油可以直接塗抹？

A：100%純精油不可直接塗抹於皮膚上，應先稀釋在植物油中。但薰衣草和茶樹是非常溫和安全的精油，如果不是極爲敏感的膚質，若遇刀傷、燙傷、蚊蟲咬傷，可滴1～2滴於傷口上，具消毒殺菌以及癒合傷口的效果，但其他狀況還是建議稀釋後再使用。

Q：精油可以口服嗎？

A：這是一個極具爭議的話題，除非經過醫師的指示，否則我們並不贊成口服。因爲口服精油會經過食道、消化系統、小腸，最後到達肝臟、腎臟，並不容易排出體外。食入的精油，也可能和醫師所開的處方產生衝突，所以要避免口服。

Q：怎麼分辨精油的純度？

A：最精準的方式是以氣相層析儀（Gas Chromatography）來檢定分析精油的成分與品質，同時也可以偵測出精油是否有被參雜其他劣質成分或是被人工模擬。此套設備價格高昂，且需具備專業知識的專業人員才可操作。

Q：天然植物精油和合成香精的差別？

A：天然植物精油（Essential Oil）有抒解及改善身、心、靈不適之症狀與促進健康的功效；而合成香精（Fragrance Oil），是屬於人工模擬植物香味的產物，多半由人工化學所組成，對身體並無益處，如果使用有害的物質來合成，甚至會對人體的嗅覺和身體各系統造成傷害。

Q：應該以香味來選購精油嗎？

A：很多人在選購精油時，都會先聞其味道，以喜愛的香味當做選購精油的第一要件，這並不算是正確的方法，而是應當以精油對購買者本身的改善功能、特性和作用，來當做選購的依據。

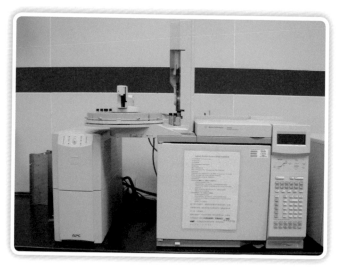

氣相層析儀

因為天然的植物精油並不是香水，並不是每一款精油都好聞，所以這也是為什麼芳療師都會建議使用複方精油的原因之一。

Q：如何調配專屬配方？

A：每一個人都是不同的獨立個體，生活環境背景、教育、習慣、喜好都各有不同，也會因年長及生活習慣而逐漸形成獨特的個性。精油的選擇，滴數的判斷，就必須根據個人的需要而進行調配，並不是每一個人的頭痛都適用薰衣草，頭痛的時間在白天或晚上也會有所不同，所以必須根據形成的原因、症狀、精神狀態，適時地加入二至四種適合的精油於主要精油處方中，形成個人專屬的配方。

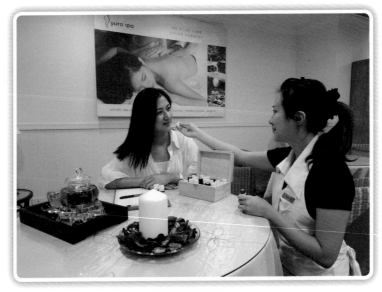

選擇專屬精油

課後複習二

1.請列出五種高音、中音、低音三種音階的代表性精油。

2.請列出五種精油萃取部位及各三種代表性精油。

3.請列出五種萃取精油的方法。

4.請問我們該如何選擇精油。

5.請列出五種精油使用及儲存的要點。

6.請列出五項精油使用安全守則。

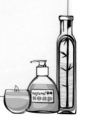

Note...

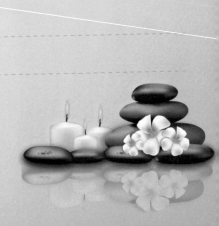

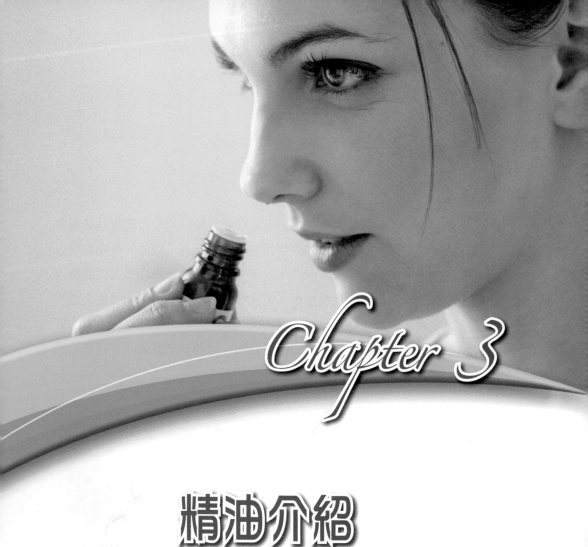

Chapter 3

精油介紹

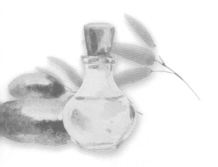

❀ 常用單方精油

❀ 精油的運用

第一節　常用單方精油

精油含有很多天然的化學成分，它代表了植物的生命能量且具有多種功能，它可以對抗疾病、刺激生長與再生等元素，精油的多重性可以用來處理很多不同的情況，而同一症狀又可以用數種精油來加以改善，這是由於精油中複雜的化學反應，精油中化學成分的分子結構與人體的細胞、組織、荷爾蒙的分子結構很相近，因此可以直接作用在特定的細菌與病毒，還能刺激強化人體的免疫機制，我們就來認識一下神奇的精油。

1.純正薰衣草（Lavender True）

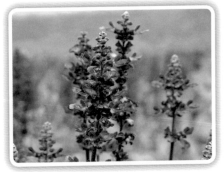

純正薰衣草

　拉丁學名：Lavandula angustifolia
　植物科別：唇形科
　萃取部位：花與葉
　萃取方式：蒸氣蒸餾法
　音　　階：高～中
　產　　地：保加利亞、美國、法國、中國
　關 鍵 字：平衡
　功　　效：頭痛、傷口癒合、燒燙傷、晒傷、過敏膚質、安眠、消炎、殺菌、抗病毒、驅蟲、祛痰、利尿、通經、降血壓、鎮靜、一般感冒，是家庭必備用油
　心靈療效：改善憤怒、恐慌、偏執、焦慮、情緒不穩、沒耐心、意志消沉、歇斯底里、負面思考
　安全規範：懷孕前三個忌用

2.茶樹（Tea Tree）

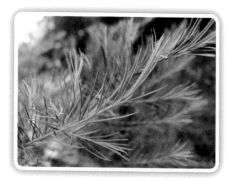

茶樹

　拉丁學名：Melaleuca alternifolia

　植物科別：桃金孃科

　萃取部位：葉與嫩枝

　萃取方式：蒸氣蒸餾法

　音　　階：高

　產　　地：澳洲

　關 鍵 字：淨化

　功　　效：消炎與殺菌、青春
　　　　　　痘、香港腳、牛皮癬、富貴手、灰指甲、帶狀皰疹、水痘、燙
　　　　　　傷、凍傷、螫傷；減輕鼻塞、支氣管炎、流行性感冒、止咳化
　　　　　　痰、鼻黏膜炎、鼻竇炎、中耳炎、陰道感染、淨化肌膚、頭皮
　　　　　　屑、油性髮質、增強免疫機能

　心靈療效：改善恐懼、疑心病、歇斯底里、負面思考、震驚

　安全規範：無（但仍須避免長期使用）；有些人會對茶樹過敏

3.迷迭香（Rosemary）

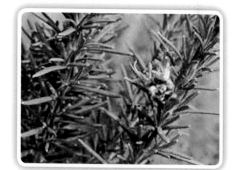

迷迭香

　拉丁學名：Rosmarinus officinalis

　植物科別：唇形科

　萃取部位：花與葉

　萃取方式：蒸氣蒸餾法

　音　　階：高～中

　產　　地：突尼西亞、法國、西
　　　　　　班牙、中國

　關 鍵 字：鼓舞

　功　　效：提神醒腦、增加注意力和記憶力、感冒、支氣管呼吸系統疾
　　　　　　病、利肝膽、改善風濕痛、肌肉痠痛、頭痛、低血壓

　心靈療效：困惑、抑鬱、懷疑、情緒麻木，改善極度痛苦及神經衰弱，充
　　　　　　滿青春活力的能量

　安全規範：孕期、嬰幼兒避免使用；高血壓、癲癇患者忌用

4.藍膠尤加利（Eucalyptus Blue Gum）

拉丁學名：Eucalyptus globulus

植物科別：桃金孃科

萃取部位：葉

萃取方式：蒸氣蒸餾法

音　　階：高

產　　地：西班牙、中國、澳洲、葡萄牙

關　鍵　字：解充血

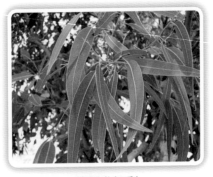

藍膠尤加利

功　　效：改善呼吸道問題、鼻塞、喉嚨痛、化痰（極具化解黏液之功效）、退燒、頭痛、中耳炎、鼻竇炎、咽喉炎、消炎、抗菌、傷口癒合、潰瘍、改善肌肉痠痛、風濕關節痛、提神醒腦

心靈療效：改善上癮、悲苦刻薄、內咎、孤獨感、情緒化與不滿

安全規範：不可長期間使用；高血壓、癲癇及孕婦避免；嬰兒忌用；過敏性體質者，可能導致皮膚刺激，使用前請先進行皮膚測試。

5.白千層（Cajeput）

拉丁學名：Melaleuca leucadendron

植物科別：桃金孃科

萃取部位：葉子與嫩枝

萃取方式：蒸氣蒸餾法

音　　階：高

產　　地：澳洲、越南、印尼、馬來西亞

關　鍵　字：激勵

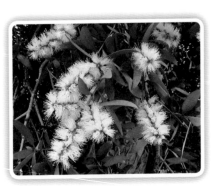

白千層

功　　效：抗感染、抗菌、抗病毒、感冒、消炎、化痰、提神醒腦、具止痛特性、靜脈曲張、鼻腔及胃腸黏膜照護、抑制子宮頸異常增生、子宮頸炎、陰道感染、改善肌肉痠痛、風濕關節痛、痔瘡

心靈療效：情緒不穩、心神不寧、易怒、缺乏自信

安全規範：孕婦及敏感肌膚使用需注意劑量

6.甜羅勒（Sweet Basil）

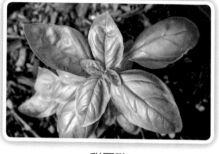

甜羅勒

　拉 丁 學 名：Ocimum basilicum

　植物科別：唇形科

　萃取部位：花頂與葉子

　萃取方式：蒸氣蒸餾法

　音　　階：高

　產　　地：埃及、北非、亞洲、歐洲、
　　　　　　地中海區域、北美、南美

　關 鍵 字：清理

　功　　效：能緩和情緒，減輕憂鬱和煩躁；改善頭痛、耳痛、鼻竇炎、支氣管
　　　　　　炎、胃脹氣、青春痘、粉刺，可祛痰、舒緩肌肉痠痛、月經不順、乳
　　　　　　汁分泌少、乳房充血發炎、有效驅蟲、抗菌、消除蚊蟲咬傷之腫脹

　心靈療效：改善困惑、歇斯底里、憂鬱、缺乏決斷力與自信

　安全規範：劑量不可太高，可能會導致紅腫與過敏；孕婦忌用

7.快樂鼠尾草（Clary Sage）

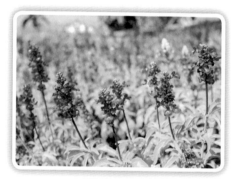

快樂鼠尾草

　拉 丁 學 名：Salvia sclarea

　植物科別：唇形科

　萃取部位：花頂與葉子

　萃取方式：蒸氣蒸餾法

　音　　階：中

　產　　地：地中海區、法國、英國、
　　　　　　摩洛哥、義大利

　關 鍵 字：放鬆

　功　　效：能緩和情緒、抗憂鬱、抗痙攣、偏頭痛、氣喘、支氣管炎、祛痰、青
　　　　　　春痘、舒緩肌肉痠痛、月經不順、經血不足、經痛、經前症候群、更
　　　　　　年期症狀、便秘、脹氣、胃絞痛、降血壓

　心靈療效：改善焦慮、抑鬱、恐懼、過度內咎、情緒化、負面思考、強迫症、恐
　　　　　　慌、偏執、盛怒、憂慮及焦燥不安

　安全規範：孕婦忌用，易造成流產；腫瘤、癌症、低血壓者避免使用

8.檸檬草（Lemongrass）

拉丁學名：Cymbopogon citratus

植物科別：禾本科

萃取部位：葉子

萃取方式：蒸氣蒸餾法

音　　階：高

產　　地：印度、斯里蘭卡、印尼、
　　　　　尼泊爾

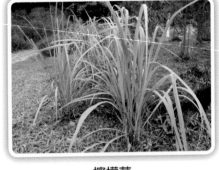
檸檬草

關 鍵 字：淨化

功　　效：能有效抑制皮膚出油、預防黴菌感染、香港腳；改善肌肉痠痛、扭
　　　　　傷、拉傷、消炎、鎮痛、舒緩喉嚨痛、發燒、感冒、頭痛，是很有
　　　　　效的天然驅蟲劑

心靈療效：缺乏決斷力、專注力與判斷力、神經緊張與耗弱、頭腦不清

安全規範：劑量不可太高，會導致紅腫與過敏；孕婦忌用

9.沉香醇百里香（Thyme Linalool）

拉丁學名：Thymus vulgaris

植物科別：唇形科

萃取部位：花與葉

萃取方式：蒸氣蒸餾法

音　　階：高～中

產　　地：法國、西班牙、以色列、
　　　　　北非、希臘

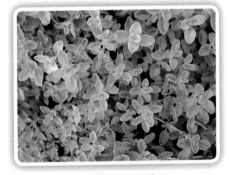
沉香醇百里香

關 鍵 字：清除

功　　效：殺菌、抗病毒、抗感染、感冒、呼吸道感染、消炎、口腔炎、細菌
　　　　　／寄生蟲等腸胃型發炎、尿道炎、膀胱炎、陰道炎；刺激大腦、增
　　　　　強記憶；對傷口癒合極具修護療效

心靈療效：內向、外表脆弱、具剛毅堅強的內在性格、無力感、缺乏動力、堅
　　　　　持信念

安全規範：高血壓、孕婦忌用；勿長期使用

10.玫瑰草（Palmarosa）

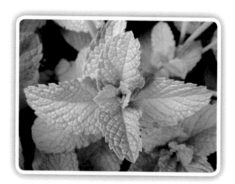
玫瑰草

　拉丁學名：Cymbopogon martinii var.motia

　植物科別：禾本科

　萃取部位：葉子

　萃取方式：蒸氣蒸餾法

　音　　階：高～中

　產　　地：印度、尼泊爾、印尼、巴西、馬
　　　　　　達加斯加島

　關 鍵 字：再生

　功　　效：抗菌、抗病毒、消炎止痛、可
　　　　　　滋潤乾性皮膚、促進細胞再生、除疤痕、除皺、撫平細紋、利子宮、
　　　　　　心臟；增進食慾，改善消化不良；改善濕疹、牛皮癬、皮膚炎、香港
　　　　　　腳；鎮定神經、緩壓、抗焦慮

　心靈療效：情緒創傷、感到被困住或限制住、釐清思緒、無精打采

　安全規範：敏感肌膚可稍降低劑量。

11.歐薄荷（Peppermint）

　拉丁學名：Mentha piperita

　植物科別：唇形科

　萃取部位：葉子

　萃取方式：蒸氣蒸餾法

　音　　階：高

　產　　地：歐洲、法國、美國、中國

　關 鍵 字：甦醒

歐薄荷

　功　　效：抗病毒、止痛、止癢、改善呼吸系統、鼻塞、感冒、頭痛、暈車、暈
　　　　　　船、退燒、宿醉、噁心、神經痛、脹氣、消化不良、休克、肌肉痠
　　　　　　痛、扭傷、抗痙攣；精神疲勞、提神醒腦；養肝利膽、補強胰臟、調
　　　　　　節卵巢功能；改善低血壓

　心靈療效：改善抑鬱與心智疲憊

　安全規範：懷孕、哺乳期、嬰幼兒忌用；勿長時間高劑量使用

12.苦橙葉（Petitgrain）

　拉丁學名：Citrus aurantium bigarade

　植物科別：芸香科

　萃取部位：葉子與嫩枝

　萃取方式：蒸氣蒸餾法

　音　　階：高～中

　產　　地：法國、義大利、摩洛哥、美
　　　　　　國、巴拉圭、巴西

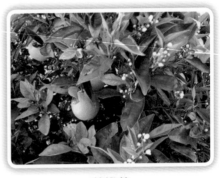
苦橙葉

　關　鍵　字：活力

　功　　效：極佳抗痙攣、止痛、舒緩肌肉痠痛、風濕關節痛、頭痛、失眠；平
　　　　　　衡膚質、皮膚炎、青春痘、紅斑性狼瘡、燒燙傷、晒傷；改善消化不
　　　　　　良、腹絞痛、胃脹氣、暈車、暈船

　心靈療效：改善憤怒、精神緊繃、憂鬱、焦慮、困惑、震驚、內向、不理性、精
　　　　　　神疲乏、心智過動、被動、死板、悲傷

　安全規範：無，很安全

13.甜馬鬱蘭（Sweet Marjoram）

　拉丁學名：Origanum majorana

　植物科別：唇形科

　萃取部位：花與葉

　萃取方式：蒸氣蒸餾法

　音　　階：中

　產　　地：法國、埃及、北非

　關　鍵　字：康復

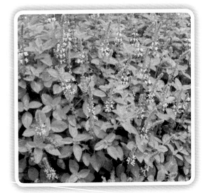
甜馬鬱蘭

　功　　效：抗感染、止痛、鎮定神經、緩和
　　　　　　甲狀腺亢進現象、心悸；改善肌肉痠痛、風濕關節痛、扭傷、拉傷；
　　　　　　改善呼吸系統、止咳、祛痰、鼻竇炎、氣喘、呼吸困難、打鼾、子宮
　　　　　　痙攣、失眠、降血壓、助消化、抑制性慾

　心靈療效：溫暖心靈、改善焦慮、抑鬱、恐懼、悲痛、孤獨、神經緊張

　安全規範：孕婦忌用；低血壓宜小心使用；過量長期使用易造成頭暈；憂鬱症患
　　　　　　者不宜使用

14.波旁天竺葵（Geranium Bourbon）

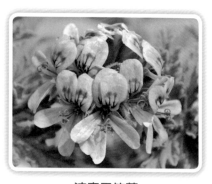

波旁天竺葵

　拉丁學名：Pelargonium X asperum

　植物科別：牻牛兒科

　萃取部位：花與葉

　萃取方式：蒸氣蒸餾法

　音　　階：中

　產　　地：南非、法國、留尼旺島、埃
　　　　　　及、摩洛哥、荷蘭

　關　鍵　字：平衡

　功　　效：具鎮定與興奮之平衡作用；創
　　　　　　傷止血、促進癒合、靜脈曲張、去疤、除皺、扁桃腺炎、止咳、平衡
　　　　　　皮膚酸鹼度、刺激毛髮生長、安眠、抗痙攣、激勵肝臟與脾臟、調節
　　　　　　男女荷爾蒙、經前症候群、更年期問題、利尿、消水腫、改善生殖泌
　　　　　　尿道系統感染問題

　心靈療效：改善焦慮、憂鬱、困惑、心智昏沉、情緒化、悲傷、容易哭泣

　安全規範：懷孕忌用

15.佛手柑（Bergamot）

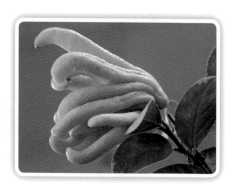

佛手柑

　拉丁學名：Citrus aurantium ssp. bergamia

　植物科別：芸香科

　萃取部位：果皮

　萃取方式：冷溫壓榨法

　音　　階：高

　產　　地：義大利、阿根廷、科西加島、
　　　　　　象牙海岸

　關　鍵　字：振奮

　功　　效：極佳抗感染、預防尿道炎及膀
　　　　　　胱炎、消炎殺菌、感冒、退燒、腹絞痛、失眠、驅蟲、傷口癒合、粉
　　　　　　刺、青春痘、緩解憂鬱與焦慮

　心靈療效：改善憤怒、焦慮、抑鬱、絕望、悲痛、缺乏自信及勇氣

　安全規範：具感光性，使用後避免日晒；高劑量使用易刺激皮膚引起不適
　　　　　　※嚴重光敏反應（市售去除感光反應之佛手柑腦，稱之為FCF）
　　　　　　※欲改善佛手柑光敏致癌特性，最好將劑量控制在2%以下

16.葡萄柚（Grapefruit）

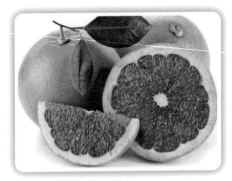

葡萄柚

拉丁學名：Citrus paradisi

植物科別：芸香科

萃取部位：果皮

萃取方式：冷溫壓榨法

音　　階：高

產　　地：以色列、美國

關 鍵 字：清新

功　　效：促進循環、利尿、減肥、偏頭痛、經前症候群、提神、脫髮、消水腫、降血壓、改善消化系統及橘皮組織

心靈療效：改善抑鬱、忌妒、恐懼、不滿、悲傷，提升自信與自我價值

安全規範：具感光性，使用後避免日晒；高劑量使用易刺激皮膚引起不適

17.甜橙（Sweet Orange）

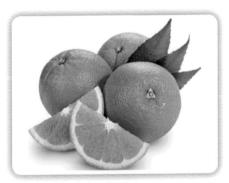

甜橙

拉丁學名：Citrus sinensis

植物科別：芸香科

萃取部位：果皮

萃取方式：冷溫壓榨法

音　　階：高

產　　地：地中海沿岸、加州、以色列、南美洲

關 鍵 字：愉悅

功　　效：具有鎮定、安眠、殺菌、抒解壓力、恢復體力、治療瘀血、消腫脹、戒菸、改善老化皮膚、消化不良、胸悶、橘皮組織、油性膚質、促進減肥瘦身

心靈療效：改善神經緊張、焦慮、恐懼不安，提升正能量，克服自我懷疑

安全規範：具感光性，使用後避免日晒；高劑量使用易刺激皮膚引起不適，須注意其濃度稀釋，以低劑量使用；按摩時建議濃度不超過1%

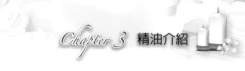

18.檸檬（Lemon）

拉 丁 學 名：Citrus limonum

植 物 科 別：芸香科

萃 取 部 位：果皮

萃 取 方 式：冷溫壓榨法

音　　　階：高

產　　　地：印度、西班牙、葡萄牙、美
　　　　　　國、法國

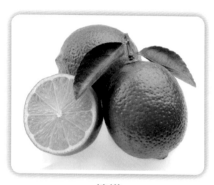

檸檬

關 鍵 字：增強

功　　　效：提神醒腦、殺菌、消炎、止痛、改善斑點、疹、癬、雞眼等肌膚，促
　　　　　　進活力、改善青春痘、美白、淡化黑色素、燙傷、割傷、降血壓、傷
　　　　　　風發燒、驅除蚊蟲、戒菸、除臭、強化免疫系統

心靈療效：疲憊時轉換心情，改善困惑、恐懼、心智疲勞、憂慮

安全規範：具感光性，使用後避免日晒；高劑量使用易刺激皮膚引起不適，按摩
　　　　　　時建議濃度不超過1%，泡澡時僅需1～2滴並與基質充分乳化

19.大馬士革玫瑰（Rose Damascan）

拉 丁 學 名：Rosa damascena

植 物 科 別：薔薇科

萃 取 部 位：花朵

萃 取 方 式：蒸氣蒸餾法、油脂分離法

音　　　階：中～低

產　　　地：保加利亞、土耳其、突尼西
　　　　　　亞、法國、摩洛哥、俄羅斯

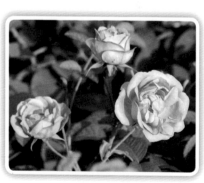

大馬士革玫瑰

關 鍵 字：支持

功　　　效：失眠、止血收斂、經期不規
　　　　　　則、更年期、經前症候群、改善內分泌與荷爾蒙失衡、催情、壯陽、
　　　　　　助孕、促進細胞修護再生、老化肌膚、淡化疤痕、收斂微血管、改善
　　　　　　手腳冰冷、血壓失衡、心悸、循環不良、極佳心血管及神經滋養劑

心靈療效：改善情緒創傷、缺乏安全感及自信、憂鬱症、神經緊張

安全規範：孕期忌用；少數使用者會產生皮膚過敏現象

20.橙花（Neroli）

拉丁學名：Citrus aurantium var. amara／
　　　　　Citrus bigaradia

植物科別：芸香科

萃取部位：花朵

萃取方式：蒸氣蒸餾法、油脂分離法

音　　階：中～低

產　　地：摩洛哥、莫三比克、突尼西亞、
　　　　　義大利、埃及、法國

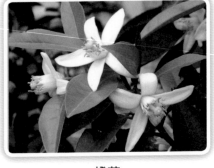

橙花

關鍵字：幸福

功　　效：補強肝臟、胰臟及心臟、抗沮喪、憂鬱、焦慮、降血壓、改善失眠、情緒
　　　　　型頭痛、性功能障礙、乾性、老化、敏感性皮膚、促進細胞再生、殺菌、
　　　　　消炎；平衡內分泌機能、緩解經前症候群、靜脈曲張

心靈療效：含蓄卻充沛能量，沉著面對問題，適合情緒受到震盪、歇斯底里、極需支
　　　　　持的人使用

安全規範：極其溫和安全，孕期亦可低劑量使用

21.伊蘭伊蘭（Ylang Ylang）

拉丁學名：Cananga odorata

植物科別：蕃荔枝科

萃取部位：花朵

萃取方式：蒸氣蒸餾法。伊蘭伊蘭含充沛
　　　　　精油，可連續萃取數次，依出產
　　　　　時間，分成特優（Extra）、完整
　　　　　（Complete）及Ⅰ、Ⅱ、Ⅲ五個
　　　　　等級

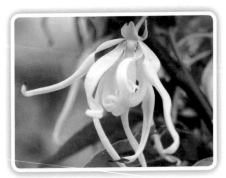

伊蘭伊蘭

音　　階：中～低

產　　地：菲律賓、爪哇、馬達加斯加

關鍵字：鼓勵

功　　效：抗憂鬱、抗菌、催情、止痛、抗痙攣、平衡神經、安撫鎮靜、緩解心悸、
　　　　　焦慮、壯陽、經前症候群、降血壓、糖尿病、平衡油質分泌

心靈療效：改善憤怒、恐懼、挫折、忌妒、敏感與偏執、缺乏自信

安全規範：孕期忌用；一般需稀釋低劑量使用，因為它強烈的香氣會讓人頭痛及噁
　　　　　心；有些皮膚會產生過敏現象

22.茴香（Fennel）

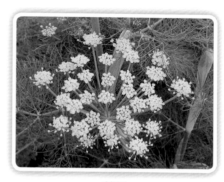

茴香

　　拉丁學名：Foeniculum vulgare

　　植物科別：繖形科

　　萃取部位：種子

　　萃取方式：蒸氣蒸餾法

　　音　　階：中

　　產　　地：埃及、東歐、德國、法國、希臘、義大利

　　關 鍵 字：解毒

　　功　　效：茴香具強化的作用，能有效改善蜂窩組織炎、橘皮組織、除皺、排除體內多餘的毒素；改善經前症候群及更年期症狀、消脹氣、便秘

　　心靈療效：改善無聊、情緒不穩、情感阻塞、害怕失敗、不友善、沒有自我調整的能力、失去自信、心智軟弱、內心負擔過重

　　安全規範：劑量不可太高，一般人建議0.5%濃度比例；孕婦忌用；癲癇者避免使用

23.杜松（Juniper Berry）

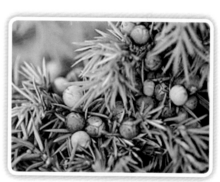

杜松

　　拉丁學名：Juniperus communis

　　植物科別：柏科

　　萃取部位：漿果

　　萃取方式：蒸氣蒸餾法

　　音　　階：中

　　產　　地：克羅埃西亞、奧地利

　　關 鍵 字：排毒

　　功　　效：可改善粉刺、皮膚炎、頭皮屑、毛孔阻塞、濕疹、水分滯留、橘皮組織、高血壓、膀胱炎、風濕痛、關節炎等現象，可舒緩經痛、規律經期，具排毒作用

　　心靈療效：專注於自我直覺與信仰，無視權威

　　安全規範：必須注意其濃度稀釋，以低劑量使用；腎臟病患者小心或避免使用；孕期忌用；體弱者、老人、小孩低劑量使用

24.絲柏（Cypress）

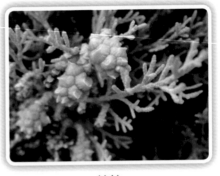

絲柏

拉丁學名：Cupressus sempervirens

植物科別：柏科

萃取部位：針葉、嫩枝、毬果

萃取方式：蒸氣蒸餾法

音　　階：中

產　　地：法國

關 鍵 字：清理

功　　效：能收斂止血、癒合傷口，改善靜脈曲張、水腫，抗蜂窩性組織炎、安撫神經，能促進皮膚活化、減少皺紋，止汗，止痛、傷風感冒、咳嗽、支氣管炎、痔瘡等（以前法國的止咳錠便是由壓碎的絲柏子製成的）

心靈療效：改善喪親喪友之痛、困惑、過度依賴、情緒不穩、挫折、沒耐心、不信任、易怒、後悔、自暴自棄，堅持自己的信念與看法

安全規範：婦科腫瘤／癌症忌用，孕期忌用

25.生薑（Ginger）

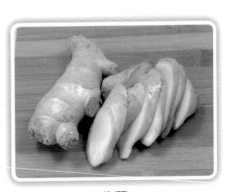

生薑

拉丁學名：Zingiber officinale

植物科別：薑科

萃取部位：根

萃取方式：蒸氣蒸餾法、CO_2超臨界萃取法

音　　階：低

產　　地：奈及利亞、西印度群島、中國、牙買加、斯里蘭卡、印度、英國

關 鍵 字：溫暖

功　　效：腹瀉、腹痛、脹氣、反胃、消化不良、食慾不振、暈車、宿醉、風濕關節痛、肌肉痠痛、拉傷、扭傷、痙攣、瘀青、手腳冰冷、心絞痛、靜脈曲張、感冒、喉嚨痛、祛寒、舒緩神經痛、精神疲勞、增進記憶力

心靈療效：情緒不安、封閉自我、自我約束、不滿足、憂鬱

安全規範：劑量不可太高，可能會導致紅腫與過敏

26.乳香（Frankincense）

拉丁學名：Boswellia carterii

植物科別：橄欖科

萃取部位：樹脂

萃取方式：蒸氣蒸餾法、溶劑萃取法

音　　階：低

產　　地：衣索比亞、索馬利亞、阿
　　　　　拉伯

關 鍵 字：潔淨

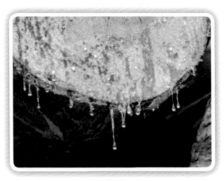

乳香

功　　效：促進傷口癒合、除疤、抗炎、止血、腹瀉、安撫神經、鎮定心寧，
　　　　　改善呼吸道、氣喘、呼吸急促、鼻黏膜炎，提升免疫系統，除紋，
　　　　　使老化皮膚恢復活力，適合用於冥想及宗教祈禱

心靈療效：充滿希望，增進感受力，具通曉天地間眞理的能力

安全規範：孕期忌用

27.沒藥（Myrrh）

拉丁學名：Commiphora molmol

植物科別：橄欖科

萃取部位：樹脂

萃取方式：蒸氣蒸餾法、溶劑萃取法

音　　階：低

產　　地：索馬利亞、葉門、衣索
　　　　　比亞、北非

關 鍵 字：癒合

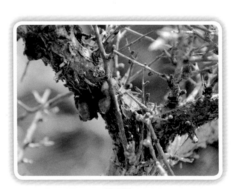

沒藥

功　　效：穩定急躁情緒、傷口癒合、止痛、抗黴菌與病毒感染、帶狀皰疹、
　　　　　口腔炎、口臭、皮膚潰瘍、禿頭、頭皮屑、呼吸道感染、感冒、支
　　　　　氣管炎、咽喉炎、氣喘、甲狀腺機能亢進、閉經、經期不順

心靈療效：擔心太多、想太多、思緒無法集中、任勞任怨、心靈沉靜

安全規範：孕婦忌用；高劑量恐有毒性

28.紫檀（Rosewood）

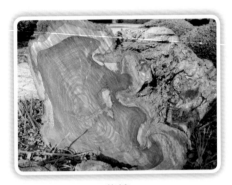

紫檀

 拉丁學名：Aniba rosaeodora

 植物科別：樟科

 萃取部位：木心

 萃取方式：蒸氣蒸餾法

 音　　階：低

 產　　地：巴西、亞馬遜雨林、蓋亞那

 關 鍵 字：穩定

 功　　效：抗菌、抗感染、抗病毒、激
     勵免疫系統、溫和止痛、安撫神經、安眠、頭痛；改善皮膚創傷、紅
     腫、面皰、皮膚炎、帶狀皰疹、陰道念珠菌感染、疤痕等；促進細胞
     再生、預防妊娠紋、心靈養護，可作為冥想前靜心之準備

 心靈療效：情緒起伏不定、憂鬱、進入潛意識指引無法理解之困惑

 安全規範：無，非常安全

29.檀香（Sandalwood）

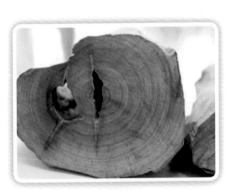

檀香

 拉丁學名：Santalum album

 植物科別：檀香科

 萃取部位：木心

 萃取方式：蒸氣蒸餾法

 音　　階：低

 產　　地：印度、印度洋群島

 關 鍵 字：沉穩

 功　　效：促進循環、強化心臟、改善
     失眠、焦慮、神經痛、尿道炎、膀胱炎、激勵生殖器官、催情壯陽、
     水腫；改善過敏性、慢性支氣管炎、感冒、喉嚨痛、久咳；皮膚老
     化、乾燥、可平衡油質、收斂、殺菌、燒燙傷、晒傷、橘皮組織；也
     可作為香水基劑使用

 心靈療效：安定凝神、平靜心靈、負面情緒、穩固接納度、切斷過往

 安全規範：無，極其溫和安全

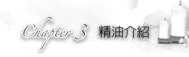

30.大西洋雪松（Cedarwood）

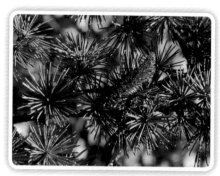
大西洋雪松

拉丁學名：Cedrus atlantica

植物科別：松科

萃取部位：木心

萃取方式：蒸氣蒸餾法

音　　階：低

產　　地：尼泊爾、印度

關 鍵 字：清潔

功　　效：止痛、利尿、胸悶、
心悸、消炎、化痰、久咳、抗痙攣、掉髮、油性膚質及髮質、
促進傷口癒合、改善呼吸道感染、幫助注意力集中

心靈療效：憂鬱、恐懼、改善神經衰弱不振、倦怠、無法專注，給予自信
及安全感

安全規範：孕期避免、五歲以下嬰幼兒避免使用；高劑量使用會刺激敏感
膚質

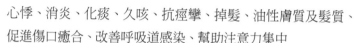
第二節　精油的運用

一、精油按摩影響身心靈三層面

1.香氣：香氣能令人愉悅、改變情緒，不同的香氣，但相同的按摩
手法，會帶來不同的情感反應。按摩所產生的熱度，會讓精油的
香氣揮發至整個空間，也使精油更易滲入皮下組織、血液循環與
各器官。

2.能量：精油加上按摩會挑動身體能量的變化，影響身體的經絡、
脈輪及反射區。

3.身體：精油的分子微小，能滲透至身體深層的各臟腑器官與組織，促進血液與淋巴循環，加速新陳代謝，精油按摩更能直接釋放緊繃與僵硬的肌肉，安撫神經系統。

二、精油與按摩對精神及身體的作用

對整體性的芳香療法而言，按摩是很重要的一環，可幫助更多精油進入身體。可以選擇用各式的按摩手法搭配合宜的精油配方，只要按摩的技法及精油的處方，適合顧客的身心靈狀況即可。

精油以鼻子吸入時，精油分子會被帶到鼻腔內，並到達嗅覺細胞，此時就會感受到精油的氣味，之後精油的化學物質散發出來的訊息，會傳達到大腦中，並影響邊緣系統的杏仁核與海馬迴，使情緒產生舒緩、提振等作用，並使訊息傳導正常，各個部位就能各司其職，身體也就不會出差錯。另外經由皮膚吸收，則是芳香分子由皮膚直接滲透進入血液中，再隨著血液循環作用到全身各器官。

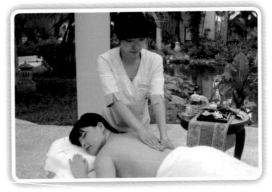

精油全身按摩

三、精油的功能

1.平衡心靈：人是恆常的動物，必須保持各器官與組織處於恆常狀態，才不會容易生病，精油對人體最大的益處就是能夠平衡，若太緊張、太興奮、太低迷、太鎮靜都是不平衡的狀況，精油能傳導訊息，讓大腦的指令正確傳達到身體各處，讓身心靈都處於健

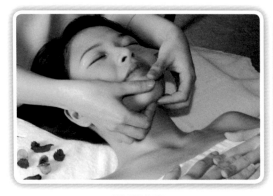

臉部按摩

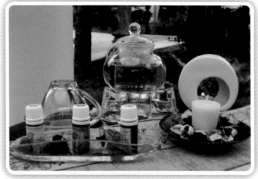

精油能淨化、清新空氣

康的狀態。

2.強化免疫功能：身體的免疫系統能警敏地發現有病菌入侵，許多
　精油都能激勵免疫系統，使身體處於平衡狀態。

3.抗菌、抗病毒：其實每種精油都具有抗菌、抗病毒的功效，且療
　效十分顯著。

4.淨化空氣：人工合成的香氣無法消除臭氣，只能以掩蓋的方法使
　人感覺臭氣不存在，這樣不但沒效果，反而因化學作用而產生另
　一種臭味，精油因有殺菌功效可消滅空氣中的有害物質，分解臭
　味，因此有淨化、清新空氣的作用。

四、精油的作用

1.消除異味、淨化空氣、營造無汙染、清新的空間。

2.改善身體各系統不平衡的現象。

3.提神醒腦、增加注意力和記憶力、提高工作效率。

4.安撫煩躁不安、舒緩緊張易怒的情緒，幫助提升睡眠品質。

5.釋放壓力、減緩頭痛、身體痠痛等現象。

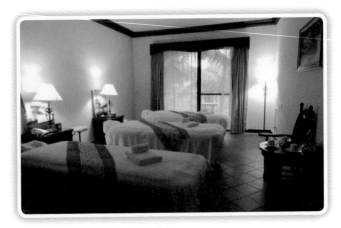

營造舒適的SPA空間

6.改善血液及淋巴循環，有助於排除人體組織所產生的廢物及毒素。

7.壓力產生的肌肉痠痛、消化系統不良、經前症候群、頭痛、下肢循環不良等問題皆可改善。

8.溫和的精油按摩手法有助於釋放全身壓力，讓身體重新獲得能量。

五、精油的特色

1.植物精油不溶於水，但可與基礎霜、基礎油、脂質類及酒精類調和。

2.精油怕光、怕熱、怕潮濕及紫外線，所以一定要用深色玻璃瓶儲存，如咖啡色、深綠色或深藍色瓶子。

3.每種精油的濃稠度和顏色不一樣，如甜橙、葡萄柚、薰衣草等精油黏稠度較稀如水；岩蘭草、沒藥等精油則黏稠度較濃稠；奧圖玫瑰在較低的室溫下則會呈現半固體狀，一旦溫度上升又會變成

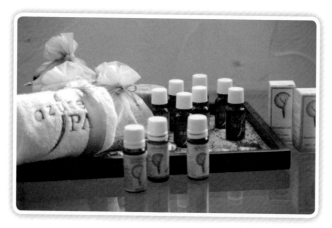

單方精油與複方精油

　　液體狀。一般的精油大部分是透明色或淡黃色的，比較特別的是
　　德國洋甘菊，它是呈現藍色的。

4.精油和精油混合在一起會發揮加乘作用，但不建議使用超過四種
　　以上精油調配。

5.不是每種植物都可以萃取精油，必須含有精油分子的植物才能萃
　　取精油。

6.植物精油因含天然的化學成分，具有揮發性及療效性。

7.植物精油濃度高具侵蝕性，需用深色玻璃瓶儲存。

六、精油的使用方法

　　利用精油來達到健康與療癒的方法很多，我們可以在居家或辦公室
環境中自我進行芳香療法。精油的使用方法如下所述：

(一)吸入法

　　1.面紙吸入法：可以滴一滴單方精油或未稀釋的複方精油於面紙、

布料或口罩上，然後蓋在鼻子上吸聞，每天可重複多次，此法適用於呼吸系統、感冒、頭痛、反胃、噁心、焦慮及壓力問題，可提升專注力與警覺力。

2. 手掌吸入法：若沒有面紙也可滴1滴精油於手掌上搓揉後吸聞，每天可重複多次，若皮膚較敏感者，建議以調和基礎油之精油使用較適宜，此方法適用於緊張、受驚嚇或有呼吸道問題的人之緊急措施。

3. 蒸氣吸入法：將熱水倒入玻璃或陶瓷的碗中，或用熱毛巾滴入2～4滴的單方精油或未稀釋的複方精油，深呼吸大約五到十分鐘，每天可重複四次，此方法能提供皮膚及肺部深層清潔的效果，適用於感冒但不適用於氣喘患者，可能會引起氣喘發作。

(二)薰香法

　　將精油薰香燈頂部加上八分滿的水及5～10滴的精油，薰香燈下方是蠟燭或燈泡的熱源，當水加溫時，精油會開始揮發到空氣中，水溫愈高精油揮發速度愈快，薰香燈的水不能燒乾，需要時再加入水及精油，此方法可使空氣芬芳，殺菌、抗病毒、促進睡意、幫助冥想、減緩壓力與焦慮。

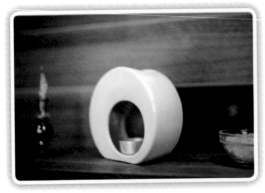

蠟燭薰香燈

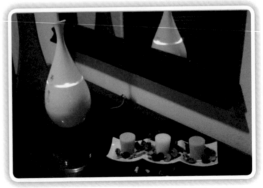

噴霧器

(三)擴香法

　　在噴霧器內滴入5～10滴的精油或先將精油加入少許伏特加中，使其融合後再倒入噴霧器中（精油的滴數可視環境空間大小調整），精油藉由噴霧器將精油分子擴散到室內空間，因沒有接觸到熱源，擴散出的精油較完整，此方法可以淨化空氣、殺菌、抗病毒、薰香。

(四)芳香噴霧

　　欲製作一瓶100ml濃度2%的精油噴劑，只需將40滴的單方精油或未稀釋的複方精油滴於30ml的伏特加中，調和後再加入70ml蒸餾水或純露中，搖晃使其融合後即完成，可噴於皮膚（劑量需低）、室內房間或寵物身上，此方法可以作為防蚊液，具殺菌、抗病毒之功效、也可去除寵物身上的細菌、跳蚤及異味，改善皮膚問題，淨化空氣。

(五)按摩吸收法

　　以單方精油或複方精油加入植物油調和成複方按摩精油，按摩時應以緩慢方式按摩，按摩身體部位面積越大越好，讓精油深層吸收；全身按摩需要用到20～30ml的按摩油，按摩油濃度在1～5%之間（視健康情況及需求而有不同），臉部按摩濃度應在1%以下，生理方面的問題（如關節炎）則需要較高的精油濃度，而心理層面問題則可使用較低濃度的配方。

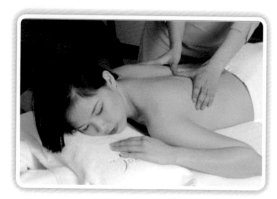

按摩吸收法

(六)濕敷法

　　將乾淨的毛巾或棉布浸泡在冷水或熱水中，加入3～5滴的單方精油或未稀釋的複方精油，將布擰乾，敷在患處數分鐘，再將布浸回水中，再擰乾敷於患處，重複此步驟持續二十分鐘，一天最多可以使用四次，連續進行數天，可以改善慢性問題。

　　1.熱敷法適用於：背痛、風濕症、關節炎、膿腫、疔癤、耳痛。
　　2.溫敷法適用於：要重新吸收的瘀血。
　　3.冷敷法適用於：扭傷、拉傷、腫脹、頭痛、流血，可作為急性運
　　　動傷害的急救方法。

(七)沐浴法

　　先將5～10滴的單方精油或未稀釋的複方精油加入少量的奶油球、牛奶或伏特加中調和，再倒入裝滿溫水的浴缸中，在浴缸浸泡約二十分鐘。此方法適用於一般肌肉痠痛、感冒、呼吸及皮膚等問題，具排毒功效，可改善失眠、壓力與焦慮等問題。

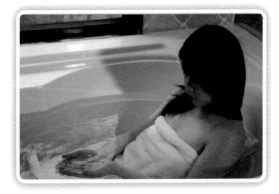

沐浴法

(八)臀浴法

　　先將3～5滴的單方精油或未稀釋的複方精油加入少量的奶油球、牛奶或伏特加中調和，再倒入裝滿溫水的盆子中，直接坐於盆中約十分鐘。此方法適用於一般生殖與泌尿系統感染、痔瘡、皮膚等問題。

(九)足浴

　　先將3～5滴的單方精油或未稀釋的複方精油加入少量的奶油球、牛奶或伏特加中調和，再倒入裝滿溫水的盆子中，將腳直接浸泡於盆中約十分鐘。此方法適用於一般皮膚問題、香港腳、腳臭、足部皮膚粗糙等。

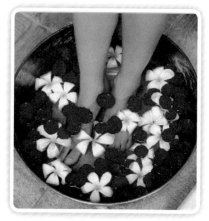

足浴

七、精油的功效

(一)泌尿系統

- ・膀胱炎、尿道炎：薰衣草、檀香、杜松、佛手柑、葡萄柚、百里香、茶樹、天竺葵。

(二)消化系統

- ・胃脹氣、腹痛、消化不良：茴香、薰衣草、葡萄柚、歐薄荷、生薑、荳蔻、羅勒、黑胡椒、苦橙葉、快樂鼠尾草、馬鬱蘭、玫瑰草、甜橙。
- ・便秘：黑胡椒、檸檬草、肉桂皮、胡蘿蔔籽、迷迭香、橙花、薄荷、羅勒、茴香、苦橙葉。

(三)上呼吸道

- ・支氣管炎、感冒、鼻炎、喉嚨炎：薰衣草、茶樹、絲柏、尤加利、白千層、百里香、迷迭香、雪松、乳香、薄荷、馬鬱蘭、橙花、羅勒、快樂鼠尾草、檸檬草、沒藥、生薑。

· 氣喘：乳香、絲柏、尤加利、馬鬱蘭、快樂鼠尾草。
· 發燒：尤加利、薄荷、檸檬、檸檬草、佛手柑。
· 止咳：天竺葵、雪松、絲柏、檀香、馬鬱蘭。
· 口腔炎、口臭：沒藥、檸檬、百里香。

(四) 內分泌、生殖系統

· 更年期問題：快樂鼠尾草、佛手柑、玫瑰、玫瑰草、乳香、紫檀。
· 經前症候群：鼠尾草、天竺葵、茴香、薄荷、玫瑰、伊蘭伊蘭、羅勒、橙花。
· 催情：玫瑰、伊蘭伊蘭。
· 節慾：馬鬱蘭、檸檬、甜橙。
· 陰道感染：白千層、薰衣草、茶樹、百里香、紫檀。

(五) 皮膚

· 粉刺、青春痘：薰衣草、茶樹、洋甘菊、羅勒、快樂鼠尾草、苦橙葉、佛手柑、檸檬、杜松。
· 過敏、膿腫、燒燙傷、擦傷及蚊蟲咬傷：可滴1滴薰衣草在傷處。
· 乾躁、老化、皺紋：玫瑰、茉莉、乳香、檀香、紫檀、玫瑰草、天竺葵、橙花、絲柏、甜橙。
· 過敏：洋甘菊、薰衣草、紫檀、橙花。
· 油性膚質、髮質、毛孔粗大、抑制油脂分泌：雪松、佛手柑、甜橙、檸檬草、茶樹，也可用20ml洗面乳+1滴佛手柑，或10g面膜+1滴佛手柑調和。
· 平衡油質：伊蘭伊蘭、天竺葵、檀香、苦橙葉。
· 美白：10g面膜＋1滴檸檬。

・老人斑：玫瑰、檸檬、天竺葵、檀香。

・龜裂、尿布疹：茶樹、薰衣草。

・頭皮屑、頭皮癢：佛手柑、尤加利、薰衣草、茶樹、杜松、沒藥。

・掉髮：雪松、茶樹、迷迭香、天竺葵。

・粗裂、乾燥：胡蘿蔔籽、薰衣草、玫瑰草、玫瑰、天竺葵、檀香。

・富貴手：胡蘿蔔籽、薰衣草、玫瑰草、玫瑰、天竺葵、茶樹、橙花。

・妊娠紋、肥胖紋：天竺葵、玫瑰、玫瑰草、紫檀、乳香、橙花。

・香港腳：茶樹、絲柏、檸檬草、玫瑰草。

・雞眼：茶樹、檸檬（直接擦於患部）。

・傷口癒合：薰衣草、茶樹、沒藥、乳香、雪松。

・瘀青：生薑、薰衣草、黑胡椒、沒藥、甜橙。

・緊膚：玫瑰、茉莉、天竺葵、橙花。

(六)循環系統

・靜脈曲張：絲柏、檸檬、天竺葵、薄荷、生薑、白千層、橙花。

・水腫：葡萄柚、杜松、茴香、迷迭香、檀香、絲柏。

・手足冰冷：生薑、甜橙、玫瑰草、黑胡椒、茴香、玫瑰。

・胸悶、心悸：香蜂草、馬鬱蘭、甜橙、雪松。

(七)神經系統

・舒壓、抗躁、失眠、偏頭痛：薰衣草、乳香、鼠尾草、佛手柑、羅勒、檀香、紫檀、橙花、天竺葵。

・憂鬱症：葡萄柚、玫瑰、橙花、佛手柑、天竺葵、甜橙。

・帶狀皰疹、念珠桿菌感染、中耳炎、內耳炎：葡萄柚、薰衣草、

馬鬱蘭、薄荷、羅勒、沒藥、茶樹。

・平衡神經：薄荷、馬鬱蘭。

・提神醒腦、集中注意力、頭痛：羅勒、迷迭香、檸檬、尤加利、白千層、薄荷、百里香。

・安眠：薰衣草、紫檀、檀香、佛手柑、馬鬱蘭、天竺葵。

(八)肌肉關節

・肌肉痠痛、拉傷、扭傷：生薑、洋甘菊、黑胡椒、迷迭香、尤加利、薄荷、檸檬草、馬鬱蘭、苦橙葉、羅勒。

・風濕痛、關節炎：苦橙葉、生薑、尤加利、白千層、馬鬱蘭、杜松、迷迭香。

(九)指甲

・強化指甲：胡蘿蔔籽、檸檬、迷迭香。

・灰指甲：胡蘿蔔籽、薰衣草、野馬鬱蘭、茶樹。

・根部感染潰爛：茶樹、尤加利、廣藿香（每日三次擦指甲根部至完全吸收）。

・甲床炎：茶樹、尤加利、薰衣草、德國洋甘菊。

(十)血壓

・高血壓：薰衣草、檸檬、佛手柑、甜橙、葡萄柚、伊蘭伊蘭、杜松、快樂鼠尾草、橙花、馬鬱蘭。

・低血壓：薄荷、迷迭香、尤加利、百里香。

(十一)糖尿病

・天竺葵、絲柏、迷迭香、檸檬、尤加利、杜松。

◎放鬆精油

1.壓力大、焦慮：自己喜歡的精油。

2.放鬆身心：快樂鼠尾草、天竺葵、薰衣草、佛手柑、甜橙。

3.生理痛：伊蘭伊蘭、鼠尾草、天竺葵、薄荷、玫瑰、橙花。

4.希望熟睡時：橙花、薰衣草、紫檀、檀香、佛手柑、馬鬱蘭。

5.肩頸痠痛、頭痛：馬鬱蘭、薰衣草、迷迭香、尤加利、薄荷、羅勒。

◎愛美精油

1.消除水腫：絲柏、杜松、薰衣草、葡萄柚、天竺葵。

2.曲線雕塑：絲柏、杜松、迷迭香、檸檬、葡萄柚、甜橙。

3.胸部緊實：玫瑰、香水樹、茴香、檸檬草。

4.滋潤肌膚：橙花、乳香、紫檀、檀香、胡蘿蔔籽、玫瑰、玫瑰草、天竺葵。

5.嫩白保濕：檸檬、天竺葵、薰衣草、玫瑰、檀香、紫檀、橙花。

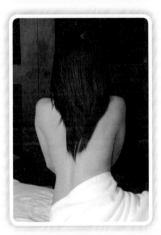

曲線雕塑

課後複習三

1. 請列出五種柑橘類精油，並列出其共同的特性。
2. 請列出薰衣草精油的功效。
3. 請列出五種可安撫神經、提升睡眠品質的精油。
4. 請簡述五種精油使用的方法。
5. 請寫出精油的英文俗名、拉丁學名、精油音階、精油特性及注意事項。

中文名稱	英文俗名	拉丁學名	音階	特性	注意事項
佛手柑					
薰衣草					
茶樹					
快樂鼠尾草					
尤加利					
波旁天竺葵					
檸檬					
杜松					
迷迭香					
檀香					

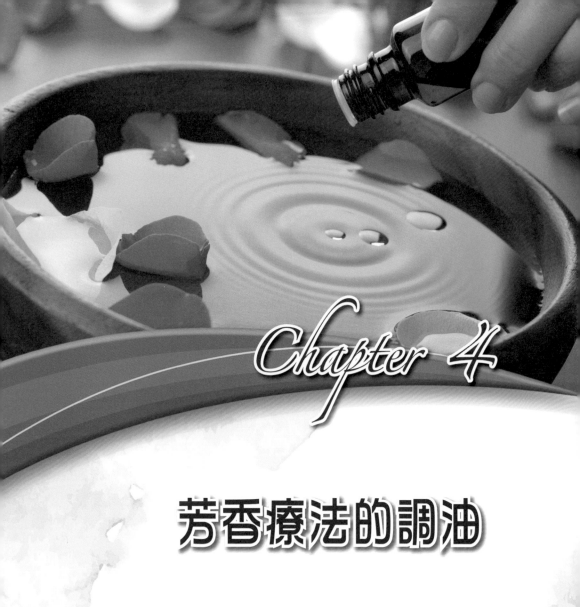

Chapter 4

芳香療法的調油

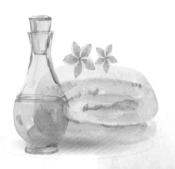

❀ 常見芳香療法基礎用油

❀ 如何爲芳療按摩調油

第一節　常見芳香療法基礎用油

精油是高度濃縮的物質，幾乎含有植物所有的營養素之前驅物質、礦物質、酶、維他命、荷爾蒙和其他物質。因爲它們的濃度很高，因此大部分精油的療效至少都是原來植物的50～100倍，所以精油不能直接使用在皮膚上，容易造成灼傷，必須加以稀釋；這一章中介紹的植物油就是我們常用的基礎油（Base Oil），可以用來稀釋精油調配成複方精油（可直接塗抹於皮膚），或當作芳香按摩油使用，我們稱爲媒介油（Carrier Oil）。

植物油的英文是Vegetable Oil，植物油可以幫助精油滲透到皮膚深層至血液循環中，發揮了激勵、平衡與放鬆等功效，植物油源自於植物的果實或種子，以不破壞其自然特質，以人工、機械壓榨或溶劑萃取方式而得。芳療用的植物油主要以低溫或冷溫壓榨法萃取，我們一般在超市看到的植物油是以高溫方式萃取，會破壞油的香氣、顏色與天然成分（如維他命、礦物質與酵素）。每種不同的植物油都具有其獨特的特質，我們可以選擇二至三種不同功效與特質的植物油互相搭配，可以明顯改善皮膚、肌肉、關節等問題，但若對果實會過敏的人應避免由果實製成的植物油（如榛果、荷荷芭、甜杏仁、夏威夷果）。

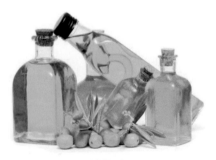

植物油

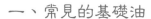

一、常見的基礎油

(一)甜杏仁油（Sweet Almond Oil）

　　甜杏仁是一種原產於中東的植物，在氣候溫暖的地區如地中海和加州一帶都有栽種，它是已栽種數千年的古老樹種。甜杏仁富含礦物質、蛋白質及各種維他命，內服可降低血液中的膽固醇含量，外用則是一種保養皮膚及滋潤效果極佳的植物油，它能有效地舒緩乾癬、濕疹、皮膚炎、過敏、晒傷及乾燥肌膚所造成的搔癢現象，也可刺激內分泌系統，促進細胞更新。

　　甜杏仁油能使肌膚恢復柔嫩光滑，如果長期使用可以有效地消除妊娠紋及肥胖紋；甜杏仁油有緩解各種疼痛的效果，對於筋膜炎及腸絞痛有不錯的療效，此外對於運動過度引起之肌肉疼痛，若以甜杏仁油按摩可加強細胞帶氧功能，消除疲勞與碳酸累積，具有鎮痛及減輕刺激的作用；由於甜杏仁油極為溫和，適合各種膚質，就連嬰兒都可以使用，甜杏仁油也是最常被使用的基礎油之一。

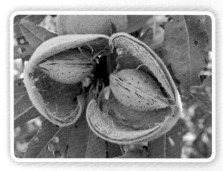

甜杏仁

拉丁學名：Prunus dulcis

產　　地：中東、地中海、加州、中國、西班牙、法國

來　　源：果核

萃取方法：冷壓榨法

顏　　色：淡黃色

成　　分：維他命A、B_1、B_2、B_6、E、豐富蛋白質與脂肪酸

療　　效：舒緩、平撫、止癢

適合膚質：任何膚質，特別是乾燥、熟齡與發炎的皮膚

(二)荷荷芭油〔Jojoba Oil〕

荷荷芭是一種生長在墨西哥沙漠地帶的灌木植物，由其豆子壓榨出油脂，無特殊的氣味，但其滲透性強、穩定性高，能夠耐強光、高溫，即使經過數年其化學成分也不易改變，所以能保持結構不變，是可以久藏的油；荷荷芭並非一種油，而是一種金黃色的液態蠟，它不易氧化，具良好的耐熱及穩定性且不會腐臭，因此特別適合用於臉部皮膚與頭髮。對發炎的皮膚、濕疹、乾癬、面皰等和不同質地的頭髮都有治療的效果。在芳香按摩時，荷荷芭油會連接皮下脂肪，並且暢通毛細孔不會留下任何廢棄物質。撒利族人〔Seri〕用荷荷芭油來治療感冒、喉嚨痛、眼睛發炎、頭痛、消化不良及傷口癒合等。

荷荷芭富含蛋白質、礦物質，滲透力強，是許多高級保養品中的主要成分；它也可以調節油性及混合性肌膚的油脂分泌；對於乾性髮質及膚質具滋潤作用，可改善皺紋使其恢復活力與光澤；對於過敏性皮膚也有相當的舒緩療效，對肌膚有十分顯著的美容功效。

荷荷芭油有自然的香味，在基礎油中屬於中高價位的高級品，又因荷荷芭油較為濃稠，需以適當比例與其他基礎油搭配，才能適用於芳香按摩及發揮其療效。

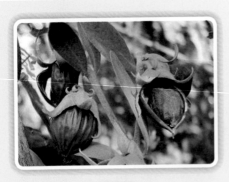

荷荷芭

拉丁學名：Simmondsia sinensis

產　　　地：美國、墨西哥、以色列、非洲南部

來　　　源：植物種子

萃取方法：冷壓榨法

顏　　　色：黃色（液體蠟狀）

成　　　分：它的化學結構與人類的皮脂相似，同時含有蠟狀物雷同膠原蛋白，有豐富的維他命E、蛋白質與礦物質

療　　　效：消炎、高滲透性，是天然的保濕品

適合膚質：任何膚質，包括油性、混合性、面皰及發炎的皮膚

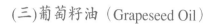
(三)葡萄籽油（Grapeseed Oil）

　　葡萄籽其實不用多做說明，它早已是抗氧化、抗老化、提供酸鹼平衡與多種礦物質、維生素滋補的最佳來源，全球有關葡萄籽如何協助人體調理的各種研究報告不勝枚舉。葡萄籽油含大量亞麻油酸（維生素F）及維生素E，具收斂和潤澤之功效；葡萄籽油的油質清爽不油膩，尤其對於粉刺、油性膚質、面皰、皺紋、敏感性肌膚及預防老化具良好效果，任何膚質都適用；延展性與親膚性強最易於皮膚吸收，且有最佳的潤滑度，色澤呈現漂亮而自然的淡綠色，是按摩基礎油中相當受歡迎且效果卓著的品種之一！

拉丁學名：Vitis vinifera

產　　地：法國、瑞士、義大利、西班牙、加州

來　　源：種子

萃取方法：加熱狀態下壓榨

顏　　色：淡綠色

成　　分：亞麻油酸、蛋白質及少量維他命E

療　　效：粉刺、油性膚質、面皰、皺紋、敏感性肌膚及預防老化

適合膚質：任何膚質

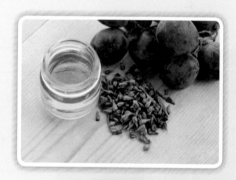

葡萄籽油

(四)月見草油（Evening Primrose Oil）

在英國又稱「夜櫻草」，在歐洲也有「星夜花」的美名，它會在初夜時分短暫開出金黃色的花朵，早上旋即凋謝，之後長出含有小種子的豆莢，花朵會逐漸朝向莖的頂端生長，第二夜下一個花期又展開，依循這種模式不斷循環，月見草在任何地方都能生長，如：河床、山上、海岸甚至在沙漠中。

月見草油萃取自夜間綻放的金花色花朵中的種子，因含豐富的亞麻油酸及 γ-次亞麻油酸，有人體所需的必需脂肪酸，可降低血液中的膽固醇、預防心臟病、降血壓、抑制血栓形成、控制關節炎，以及治療遺傳過敏性濕疹、牛皮癬、頭皮屑及加速傷口癒合都有極大的效果。月見草油因含有大量的亞麻油酸，也被推薦治療經前症候群及使糖尿病患者可以減少對胰島素的依賴等。月見草油價格較昂貴，芳香按摩時可以10%的比例與其他基礎油調合使用。

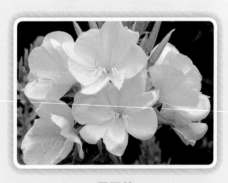

月見草

拉丁學名：Oenothera biennis
產　　地：英國、中南美洲（墨西哥、智利）、北美、地中海一帶
來　　源：種子
萃取方法：壓榨
顏　　色：淡黃色
成　　分：多元不飽和脂肪酸、亞麻油酸
療　　效：舒緩、滋潤
適合膚質：任何膚質，特別是乾燥肌膚
注意事項：癲癇患者不可服用月見草油

(五)玫瑰籽（果）油（Rosehip Seed Oil）

　　玫瑰果是灌木野生於安地斯山脈一帶，玫瑰籽中含有胡蘿蔔素，因此玫瑰籽油為金色且帶點紅色，可算是一種有機油，因為它萃取自野生灌木叢的果實及漿果。壓榨玫瑰籽的果實就可以得到玫瑰籽油。

　　玫瑰果的果實與葉子具有緩瀉的功效；針對皮膚再生、修護效果極佳，具保濕作用，還能去除妊娠紋、淡疤、淡化色素，是美容保養聖品，對於手術後疤痕的消除也是很好的選擇。玫瑰果富含必需脂肪酸、亞麻油酸、維他命A、C等，玫瑰果的維他命C是柳橙的20倍，是很受歡迎的植物油。

拉丁學名：Rosa mosqueta

產　　地：智利、秘魯、歐洲、南美洲

來　　源：種子

萃取方法：冷溫壓榨法、溶劑萃取法

顏　　色：黃色至玫瑰紅色

成　　分：不飽和脂肪酸、亞麻油酸

療　　效：再生、療癒

適合膚質：疤痕、妊娠紋與缺水的皮膚

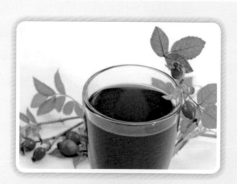

玫瑰籽油

(六)蔓越莓籽油〔Cranberry Seed Oil〕

　　蔓越莓籽油由蔓越莓的果子以冷溫壓榨法萃取而來，其含有人體所需又無法自行合成的必需脂肪酸，占整體脂肪酸的70%。且最新醫學研究發現，蔓越莓油所含的必需脂肪酸中Omega-6與Omega-3的脂肪酸是魚油的4倍，一般來說，這兩種成分較常在魚油中發現，一般植物中含量不高，而經醫學研究發現後，蔓越莓籽油可用來將血液中過多的膽固醇帶走，比魚油更具有清血的功效，可保護心血管，利於降低血壓，減少心血管疾病，可作為血管中的清道夫。目前全世界的產區還不到4萬英畝，可說是相當珍貴的果實，也因此有北美紅寶石的美稱。

　　蔓越莓富含單元不飽和脂肪酸、花青素與生物類黃酮，具明目、美白、祛斑、抗氧化、抗病毒、抗痙攣的作用，也含有特殊化合物——濃縮單寧酸，能加強人體細胞裡的抗氧化酵素活性、抑制細胞病變、阻止細胞癌變，對抗乳腺癌、子宮癌等；蔓越莓還可以有效抑制幽門螺旋桿菌附著於腸胃內（幽門螺旋桿菌就是導致胃潰瘍甚至胃癌發生的主因），蔓越莓也被公認具有防止泌尿道感染的功能，能夠幫助對抗尿道炎、膀胱炎等。

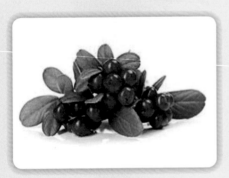

蔓越莓

拉丁學名：Vaccinium macrocarpon

產　　地：美國北部五大洲、加拿大、南美的智利

來　　源：種子

萃取方法：冷溫壓榨法

顏　　色：淡黃色

成　　分：必需脂肪酸、單寧酸、花青素

療　　效：清血、降血壓、減少心血管疾病

適合膚質：任何膚質，特別是乾燥肌膚

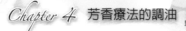

(七)小麥胚芽油（Wheat Germ Oil）

　　小麥胚芽油含有豐富的維他命E是天然的抗氧化劑，只要在其他基礎油中加入一點點的小麥胚芽油，便可延長精油一至二個月的保存期限，可作爲防腐劑之用；小麥胚芽油由胚芽中萃取，含豐厚的黏性，同時它具有強烈的氣味，過多的量會蓋住其他香氣，建議與其他基礎油混合使用，但濃度比例不要超出10%。

　　小麥胚芽油對乾性皮膚、黑斑、皮膚炎有很好的功效，也因它抗氧化的作用，可對抗自由基，幫助細胞再生，去除疤痕，舒緩疲勞的肌肉，是運動後按摩很好的基礎油。此外在食用方面也有延遲老化、避免心肌梗塞、心臟病、腦中風、肺氣腫、強化免疫系統功能、提高生育能力等功效。

拉丁學名：Triticum vulgare　　顏　　色：棕橘色
產　　地：中國、歐洲、美國　　成　　分：豐富維他命及蛋白質
來　　源：小麥中胚芽　　　　　療　　效：舒緩、滋養與療癒，天然的抗氧化劑
萃取方法：冷溫壓榨　　　　　　適合膚質：任何膚質，特別是發炎與熟齡的皮膚

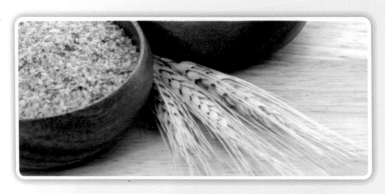

小麥胚芽

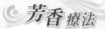

(八)橄欖油〔Olive Oil〕

橄欖油以榨取果肉的方法獲取油脂，含有大量不飽和脂肪酸，能降低血壓及膽固醇，減少心血管疾病的發生率，若食用對心臟病有良好的功效，它也可以增加膽汁分泌、促進腸道肌肉收縮，利於排便，可用於減肥；橄欖油對於肝功能失調和胃酸過多也有幫助。

在外用的療效，具穩定、溫和、潤膚的特性，可改善晒傷、扭傷、瘀青、昆蟲叮咬、皮膚搔癢、輕微止血、防腐。橄欖油有點油膩厚重又有特殊的氣味，會壓過精油的香氣，因此並非每個芳療客人或芳療師都可以接受，建議在基礎油中加10%橄欖油再調和其他基礎油使用較佳。

拉丁學名：Olea europaea

產　　地：法國、美國、西班牙、義大利、希臘

來　　源：從堅硬未成熟的橄欖果肉中

萃取方法：冷壓榨法

顏　　色：黃綠色

成　　分：含豐富營養成分、高量維他命E

療　　效：非常舒緩

適合膚質：缺水、發炎的皮膚

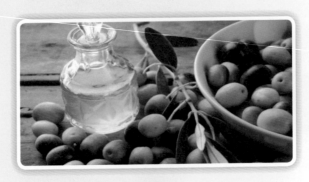

橄欖油

(九)酪梨油〔Avocado Oil〕

酪梨又稱鱷梨，含豐富的維他命A、B_1、B_2、D及礦物質鉀、磷、鎂、鈣、硫、鈉、銅、β胡蘿蔔素等，酪梨幾乎是一種完美的食物，它易消化，可改善便秘、腸胃及泌尿道感染問題，對肝臟、膽囊也有療效。

酪梨油具高滲透性，可修護及滋潤皮膚、抗皺，適合用於乾燥、老化肌膚。酪梨油含大量卵磷脂，被廣泛使用在包括口紅在內的化妝品上，也可刺激頭髮生長、加速傷口癒合，也可用於調經，並對停經後婦女之肌膚有滋潤之功效。酪梨油黏性高、香氣重，建議與其他基礎油混合使用，占比約為5～10%即可。

拉丁學名：Persea americana

產　　地：南美、熱帶地區、亞熱帶地區、美國、西班牙、以色列

來　　源：果實

萃取方法：冷壓榨法

顏　　色：綠色

成　　分：必需脂肪酸、蛋白質、β胡蘿蔔素、卵磷脂、維他命A、C、E、B_1、B_2

療　　效：舒緩、止癢

適合膚質：任何膚質，特別是乾燥、缺水、敏感的皮膚

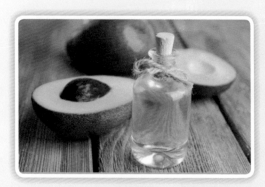

酪梨油

(十) 聖約翰草油 （St. John's Wort Oil）

　　聖約翰草油又稱金絲桃油，大部分歸類在浸泡油。聖約翰草在歐洲民間習俗有驅趕邪靈的作用，所以人們會在家門前懸掛一整束的聖約翰草。聖約翰草之命名源於十字軍東征時，在耶路撒冷有名聖約翰騎士，在征戰時受到嚴重外傷，途中順手抓取當地野生藥草療癒傷口，效果顯著，之後聖約翰軍的騎士們都以這種植物來治療他們的傷口，此草因此被命名為聖約翰草。

　　聖約翰草有股特殊香氣，若將聖約翰草的花苞在手指間揉碎，它會釋放出紅色的金絲桃素，金絲桃素是浸泡油呈現紅色的主因，成分含配醣體，對肌肉組織具消炎止痛的作用，如風濕痛、關節炎、痔瘡等，並能舒緩消化不良及胃不適；因含類黃酮及花青素，幫助傷口癒合及舒緩皮膚發炎症狀聞名，可緩和外傷、灼傷、扭傷、潰瘍、割傷、瘀血、神經痛、坐骨神經痛等症狀，也用於預防感冒、經前症候群，舒緩緊張、抑鬱等心理不適應症，亦具有極佳抗憂鬱的功效。

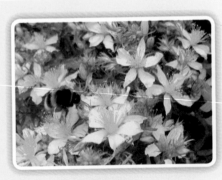

聖約翰草

拉丁學名：**Hypericum perforatum**

產　　地：南美、熱帶地區、亞熱帶地區、美國、西班牙、以色列

來　　源：浸軟的花朵與葉子

萃取方法：浸泡（法國南部以初榨的橄欖油浸泡）

顏　　色：紅棕色

成　　分：脂肪酸、類黃酮、花青素、金絲桃素、維他命A、C、E、B_1、B_2

療　　效：舒緩、消炎、殺菌、收斂與療癒皮膚

適合膚質：任何膚質，特別是乾燥、敏感的皮膚

第二節　如何為芳療按摩調油

一、精油調配比例與方法

　　對芳香療法有興趣的，可直接利用現有的精油，DIY調製自己的專屬精油。讓你能享受最自然又獨一無二的身體呵護。成人調配複方精油的比例為2.5～3%，要如何調配複方精油呢？一瓶10ml的單方精油可滴出200滴的精油，我們舉個例子：10ml的單方精油濃度為100%，所以我們若要調配3%濃度的複方精油，就要在10ml的基礎油中加入6滴的單方精油，即調配完成一瓶3%的複方精油；若想調配1%濃度的複方精油，可以在30ml基礎油中，加入6滴單方精油即可；若要調配2.5%濃度100ml的複方精油呢？一樣在100ml基礎油中，加入50滴單方精油即可。但要注意的是兒童／孕婦／老年人／臉部的精油比例應為1%或1%以下，所以在30ml基礎油中，單方精油應該不使用超過6滴。調配複方精油建議加入三至四種單方精油即可，且最好前、中、後味的精油都有，如此會發揮加乘的功效。

二、精油與基礎油的稀釋比例

精油容量	精油滴數
1毫升	20滴
1盎司（30毫升）	600滴
1茶匙（5毫升）	100滴
1湯匙（15毫升）	300滴

我們要如何以基礎油來稀釋精油呢？以10ml的基礎油為例，讓我們來瞭解如何調配精油。

例一：我想調配濃度5%的10ml安眠複方精油

1.精油滴數計算公式：200*5/100=10（滴）

2.選擇精油：薰衣草3滴、佛手柑3滴、檀香2滴、紫檀2滴

3.將上述精油加入10ml基礎油中混合後貼上標籤並註明日期

例二：我想調配濃度3%的10ml經前症候群複方精油

1.精油滴數計算公式：200*3/100=6（滴）

2.選擇精油：鼠尾草2滴、天竺葵2滴、薄荷2滴

3.將上述精油加入10ml基礎油中混合後貼上標籤並註明日期

三、使用工具

在調配前，請準備下列工具：

1. 以毫升為單位的透明玻璃量杯或塑膠量杯（塑膠量杯只建議盛裝基礎油，不建議調入精油）。

2. 選擇所要調配的三至四種單方精油。

3. 選擇適合的基礎油，可依膚質或需調理的狀況來挑選。

4. 選擇所要調配容量的深色玻璃瓶，如5ml、10ml、15ml、30ml等。

5. 面紙，將精油滴在上面試聞味道。

6. 攪拌用玻璃棒或滴管。

7. 一小罐咖啡豆，要聞下一瓶精油時可以先聞過咖啡豆以清除鼻子氣味，以免前面精油味道殘留，影響到聞下一瓶精油時的判斷力。

8. 標籤紙，在每瓶調配好之精油瓶身上貼上標籤並註明精油名稱、

成分及調配日期。

9.準備一本筆記本把你獨特的精油配方記錄下來，並記錄改善狀況。

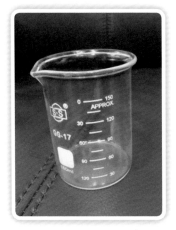

玻璃量杯

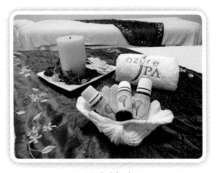

單方精油

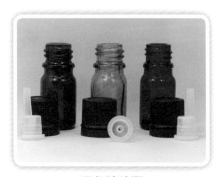

深色玻璃瓶

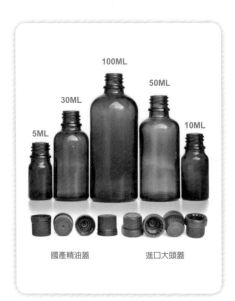

5ML　30ML　100ML　50ML　10ML

國產精油蓋　進口大頭蓋

不同容量之精油空瓶

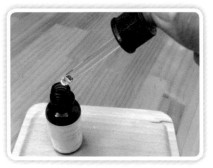

以滴管滴精油

四、調配方法

1. 先將基礎油依容量裝入量杯中或直接倒入已選好容量之深色玻璃空瓶中。

2. 將所選擇好三至四種的精油逐一滴入裝有基礎油的深色玻璃瓶中。

3. 若是將精油先調在透明玻璃量杯中，請以玻璃棒攪拌再倒入玻璃空瓶中，若是直接滴入裝有基礎油的玻璃瓶中，則將蓋子蓋上後搖動瓶子，讓精油與基礎油充分混合即可。

4. 若是要直接在深色玻璃空瓶中調油，只需倒入八至九分滿的基礎油即可，以留空間滴入精油及留出空氣間隙。

5. 最後將分裝調配好之複方精油裝到瓶子時，一定要記得在瓶身上貼上標籤，若是重複使用的容器，瓶子應徹底洗淨與消毒，將之前所裝的調油完全清除。建議可以用酒精做清潔與消毒。

五、使用注意事項

1. 精油擁有100%的純度，必須加以稀釋才能使用於皮膚，只有薰衣草和茶樹精油才可直接使用在皮膚上，但也不要多於2滴。

2. 一些柑橘類精油如檸檬、葡萄柚、甜橙和佛手柑等，使用後請避免皮膚接受紫外線照射，因紫外線會造成精油顏色在皮膚上過度曝光，而使皮膚變黃，色素沉澱。

3. 避免精油碰觸到眼睛及眼部周圍，如不小心沾到，請馬上用大量清水沖洗，之後再滴入甜杏仁油以稀釋殘留在眼睛內的精油。

4. 不可口服。

5. 避免長時間大量使用同一種精油（超過三個月），有極少的可能

　　性會因此導致皮膚對精油產生過敏症狀。

6.請置於孩童接觸不到之處。

7.當使用精油後有頭昏眼花、噁心、頭痛、血糖不均衡狀態、易怒、興奮的徵兆時，極有可能是精油使用劑量過重，請保持房間通風良好。

8.請記得「更多未必是更好」，有時高劑量反而會造成危險，產生反效果。

9.使用精油按摩或相關芳療之後可稍作休息，並喝大量的水以利排毒。

10.孕婦及三歲以下的孩童在使用精油前請先諮詢專業人士。

11.70歲以上的使用者，使用劑量請減半。

12.氣喘病患者最好避免使用蒸氣吸入法，以免發病。

13.基礎油應該儲存在涼爽的地方，保存期限最多一年，建議最好半年內用完，超過時間會氧化易變質。

14.由於基礎油容易腐敗，建議一次不要購買太多量。

六、找出適合的精油

(一)屬性

　　依照不同科屬，精油的味道可歸納為下列六大類，可先依此屬性找出喜歡的類別。

1.花香調類：羅馬洋甘菊、茉莉、薰衣草、玫瑰、橙花、天竺葵等。

2.果香調類：佛手柑、葡萄柚、檸檬、甜橙、萊姆等。

3.木香調類：雪松、絲柏、檀香、紫檀、杜松等。

4.草香調類：香茅、羅勒、快樂鼠尾草、白千層、尤加利、檸檬

草、歐薄荷、迷迭香、茶樹、玫瑰草等。

5.樹脂類：乳香、沒藥等。

6.異國情調類：檀香、伊蘭伊蘭、馬鬱蘭等。

7.辛香類：黑胡椒、生薑、茴香、荳蔻、芫荽、羅勒等。

(二)情緒需求

精油可提升正面情緒，並可轉換負面情緒為正面。

1.正面：愉悅、魅力、振奮、放鬆、冷靜、集中力、自信、平衡、清醒。

2.負面：焦慮、沮喪、緊張、憤怒、懼怕、歇斯底里、情緒化、壓力、疼痛。

七、調配規則

在開始調製你的複方精油前，請先瞭解下列事項：

1.請先確認所要調製的精油屬性和你的情緒需求，然後依此選擇要使用那些單方精油。

2.在調製前要先瞭解精油的調性，它分為高音、中音和低音，是以精油揮發的速度來決定的。

3.高音精油揮發速度較快，所以氣味會在第一個時間被聞到，大概會保留三十分鐘或更少，調製時大概加入20～40%即可。高音精油適用於急性症狀。

4.中音精油可視為主要平衡精油彼此的氣味，調製40～80%的量，香味通常可持續三個小時。中音精油適用於主要症狀。

5.低音精油通常氣味會比較濃郁、黏膩，揮發度低，只需大概10～
25%的量，它能讓香味及功效持續數小時到好幾天之久，在香水
界都被稱爲「定香劑」。低音精油適用於慢性症狀。

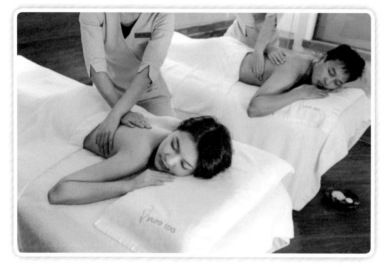

芳香按摩

芳香療法

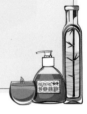

課後複習四

1.何謂植物油？

2.甜杏仁油為什麼是芳療師最常使用的植物油？

3.請寫出荷荷芭油的特性。

4.調配複方精油需準備哪些工具？

5.請列出調配複方精油的計算公式及應注意事項。

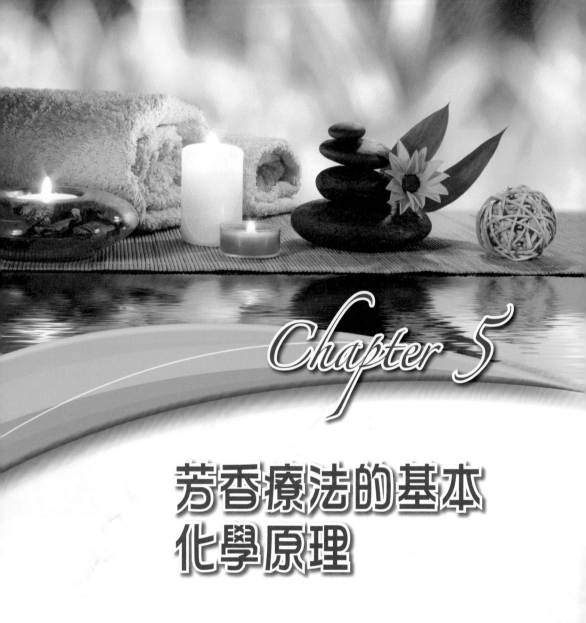

Chapter 5

芳香療法的基本
化學原理

- ❀ 精油的化學結構
- ❀ 精油的化學成分與療癒特質

第一節　精油的化學結構

　　當人類及動物發現植物具有改善身心理疾病作用的最大功臣莫過於植物內含有的化學成分，典型的精油是由數十種到數百種的化學成分所組成的，因此有極複雜的化學結構，然而許多精油內的化學成分還難以被偵側到，一些只有微量地存在。精油的化學成分會因產地、氣候、品種、栽種及培育方式不同而有所差異。

　　二氧化碳中的碳是構成植物的重要基本物質，也是非常重要的一種元素。而碳、氫、氧是組成精油的基礎材料，它們是由原子與分子所組成，而原子與分子是宇宙的基礎材料，原子是任何元素的最小單位，分子是任何化合物的最小單位，不同的原子一起作用並結合後即形成化合物。

　　精油由眾多化學成分所組成，它們帶著不同的原子組合成了兩大類精油化合物：

　　1.碳氫化合物：它們含有氫與碳分子，被歸類稱為「烯」。
　　2.含氧化合物：它們含有碳、氫、氧，包括不同的化學形式，如：酸、醇、酯、醛、酮、酚、醚、萜烯與氧化物。

　　化學合成需要能量，植物執行化學合成需要由太陽取得能量，植物在陽光下從大氣層取得二氧化碳、從土壤中的水取得氫，然後結合二者形成碳水化合物（圖5-1），這就是「光合作用」（圖5-2）。植物能透過光合作用，利用無機物生產有機物並儲存能量，而地球上的碳氧循環，光合作用是最重要的一環。

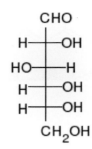

圖5-1 碳水化合物

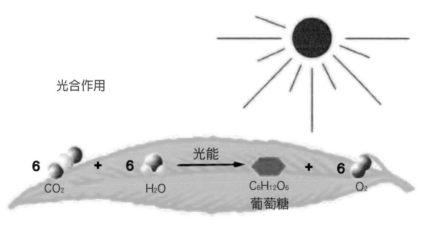

圖5-2 光合作用

一、精油的化學結構

精油的化學結構中,有兩個主要的基礎材料:

1.異戊二烯:它是由五個碳原子,八個氫原子,也就是五個碳化合
  物所形成的支鏈結構(**圖5-3**)。

107

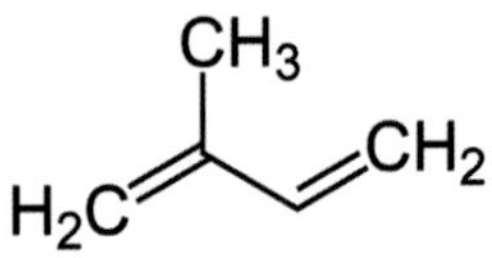

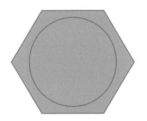

圖5-3　異戊二烯

2.香氛環：碳原子不僅能合成支鏈也能形成「環形」，它是碳元
　素化學作用的特色，當化學鏈結越長，越有可能形成環狀，即
　是我們所知的「香氛環」。香氛環由三到六個碳原子所形成（圖
　5-4）。

圖5-4　香氛環

二、精油的生物合成路涇

　　當氧氣與二氧化碳結合後會轉化成有六個碳原子的葡萄糖
（$C_6H_{12}O_6$），接著藉由氧化作用使得一個氧分子流失，讓葡萄糖分解
成兩組有三個碳原子的化合物，稱為丙酮酸（$C_3H_4O_3$），丙酮酸繼續再
分解成「醋酸」（$C_2H_4O_2$），醋酸分子對精油的合成是非常重要的，醋
酸經過濃縮與還原反應，變成「甲羥戊酸」（$C_6H_{12}O_4$），甲羥戊酸是
精油中許多分子成分的根源。甲羥戊酸接著再轉化為「烯」（C_2H_4），
它是一種碳氫化合物，透過一連串的還原與氧化反應，再化合成大量具
有香氣的碳水化合物，這些碳水化合物大部分就是組成精油的成分。

CH$_2$ & H$_2$O　二氧化碳與水

Photosynthesis　光合作用

↓

Carbohydrate　碳水化合物

↓

C$_3$H$_4$O$_3$　丙酮酸

↓

C$_2$H$_4$O$_2$　醋酸

↓

C$_6$H$_12$O$_4$　甲羥戊酸

↓

C$_2$H$_4$　乙烯

圖5-5　精油生物合成路徑

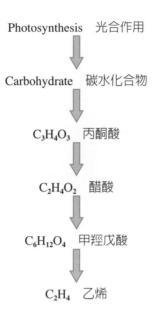

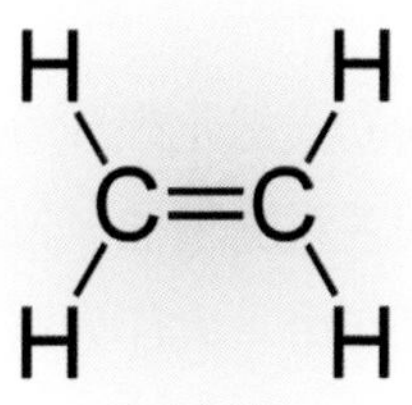

圖5-6　乙烯分子結構

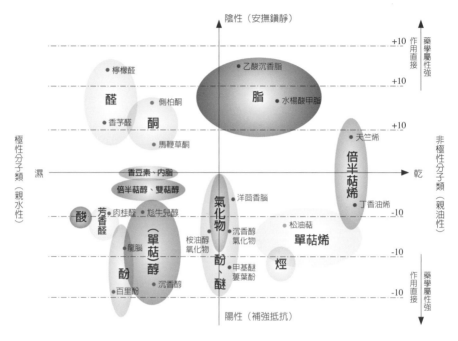

圖5-7　精油的化學結構
（Dr. Daniel Paneol精油生物能量圖；作者：pinkxiaofang）

 ## 第二節　精油的化學成分與療癒特質

精油是從含有各種不同的天然化學成分之香藥草植物萃取而來的，不同的香草植物會產生不同香氣的精油，每一種精油都有其獨特的化學組合並與人體身心產生交互作用，大部分精油都含有超過一百多種的化學成分，成分愈複雜的精油愈不容易被合成化學模擬出來，例如玫瑰精油就含有三百多種化學成分，不易被模擬，所以一般坊間人工化學合成的玫瑰精油與純植物萃取的玫瑰精油，除了味道上有差異外，功效上更是差距甚大。

一、烯類（Alkenes）

幫助消化、消炎、調節黏液分泌、止痛、抗風濕、強化精神、消除焦慮、增進活力、提高自我安全感與自信心。

(一)單萜烯（Monoterpenes）

【特　　色】油質清澈，黏度低，幾乎見於所有精油中，容易揮發及氧化。

【生理屬性】止痛、抗風濕、抗菌、調節黏液分泌、助消化、平衡神經。

【心靈屬性】激勵、消除焦慮、增進活力。

【代表精油】歐白芷根、苦橙葉、茶樹、針葉樹類、柑橘類等。

【注意事項】較刺激黏膜，避免長時間及高劑量使用。

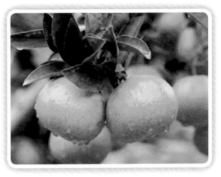

柑橘

(二)倍半萜烯（Sesquiterpenes）

【特　　色】在萜烯類為最大族群，對於芳療有特別的重要性，大多含在木質類精油中，不溶於水及酒精。

【生理屬性】消炎、止癢、抗敏、抗

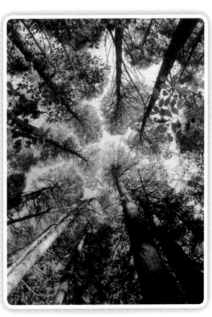

大西洋雪松

組織胺、鎮定安撫，以1～2%的劑量稀釋，抹在脊椎對於平衡神經系統幫助很大，抹在患處則有助於消炎與傷口癒合。

【心靈屬性】彰顯自我，提高自我安全感與自信心，增加內在的力量、肯定自我。

【代表精油】德國洋甘菊、沒藥、香柏、生薑、檸檬、薰衣草、岩蘭草、大西洋雪松等。

【注意事項】避免長時間及高劑量使用。

二、醇類（Alcohols）

具有良好的防腐、抗菌、抗病毒特性、提振情緒。

(一)單萜醇（Monoterpenols）

【特　　色】分子較親水，溶於酒精，但不安定，容易產生化學反應，但安全不易造成過敏，適合老人、小孩及長期使用。

【生理屬性】抗菌、抗病毒、止痛、抗痙攣，有助於安撫神經、調整內分泌系統與增強免疫力。

【心靈屬性】提振情緒、強化心靈、溫暖、親切、歡愉、幸福。

【代表精油】天竺葵、玫瑰、玫瑰草、紫檀、芳樟、馬鬱蘭、醒目薰衣草、橙花等。

【代表性單萜醇類】

　　1.沉香醇：薰衣草、玫瑰、橙花、芳樟葉、玫瑰天竺葵、玫瑰草、甜馬鬱蘭

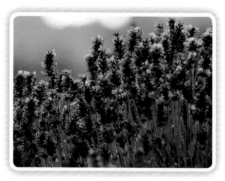

薰衣草

等。具抗菌、抗感染、安撫神經系統之功效。

2. 帖品烯4醇：甜馬鬱蘭、茶樹、肉荳蔻等。能抑制大腸桿菌、金黃色葡萄球菌及白色念珠菌的生長。

3. 薄荷醇：辣薄荷等。具止癢、抗發炎、抒解胸悶及極佳的止痛效果。

4. 牻牛兒醇：馬丁香、玫瑰、天竺葵等。帶有玫瑰香氣，抑制黴菌生長效果顯著。

5. 香茅醇：玫瑰、檸檬香茅、尤加利、天竺葵等。極佳的抗黴菌效果，安撫中樞神經。

(二)倍半萜醇（Sesquiterpenols）

【特　　色】分子較親油，不溶於水，揮發較慢。

【生理屬性】抗炎、抗病毒、抗腫瘤，有助於舒緩肌肉／心血管、平衡內分泌、增強免疫力、提振精神。

【心靈屬性】平和情緒、舒緩壓力。

【代表精油】檀香、茉莉、香水樹、玫瑰、綠花白千層、廣藿香、生薑、杜松、雪松、岩蘭草等。

【代表性倍半萜醇類】

1. 金合歡醇：存在於玫瑰、茉莉、伊蘭伊蘭等，有抑制血管收縮、降血壓之功效。

2. 甜沒藥醇：存在於德國洋甘菊等，具消炎、抗過敏效果。

3. 檀香醇：檀香精油中含量最高，用於治療尿道感染、有效抑制皮膚癌細胞生長等。

(三)雙萜烯醇

因高分子高沸點，所以幾乎不存在精油內，僅存在於快樂鼠尾草精油中，因分子量大小剛好可以蒸氣蒸餾法萃取，結構類似人類的類固醇

激素，可平衡內分泌系統，如：
快樂鼠尾草含有不錯的動情激
素。

【心靈屬性】強化神經、提振情
　　　　　　緒、溫暖親切、強
　　　　　　化心靈。

【代表精油】快樂鼠尾草。

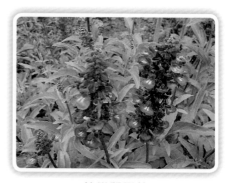

快樂鼠尾草

三、醛類（Aldehydes）

　　可安撫中樞神經、抗炎，使人脫離不安的情緒，給予安定的力量，
重拾信心與勇氣。具有鎮靜心靈又可提振情緒的平衡特性，在具有檸檬
氣息的植物中可見，如檸檬草或香蜂草、山雞椒。

【特　　色】易氧化，所以揮發及作用較快，具檸檬香味。

【生理屬性】可安撫中樞神經、消炎、抗菌、抗病毒、抗感染、降血
　　　　　　壓、降體溫、改善消化系統。

【心靈屬性】抗焦慮、溫暖心扉、安撫惶恐不安的情緒。

【代表精油】檸檬、檸檬草、香蜂草、山雞椒、肉桂皮等。

【代表性醛類】

　　1.香茅醛：存在於香茅、尤
　　　加利、檸檬香茅、香蜂
　　　草、天竺葵、茴香等。

　　2.檸檬醛：存在於檸檬、萊
　　　姆、檸檬香茅、香蜂草、
　　　馬鞭草、天竺葵等。

　　3.茴香醛：存在於水茴香、
　　　洋茴香。

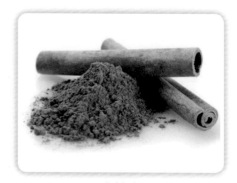

肉桂皮

4.肉桂醛：存在於肉桂皮、決明子等。

【注意事項】刺激皮膚黏膜。

四、酯類（Esters）

植物精油中最常見的化學組成，酯類通常帶有果香，是一種香氣分子，精油的香氣均由此而來，可以抗炎、抗黏液、抗痙攣、止痛及平撫神經系統（助眠），具有殺黴菌及鎮靜的作用，酯類溫和不刺激皮膚，是很安全的化學成分。

【特　　色】帶有水果香氣，分子較溫和與穩定。

【生理屬性】抗痙攣、抗炎、止痛、平衡交感與副交感神經。

【心靈屬性】鎮定、放鬆、明朗冷靜、強化感受力與直覺。

【代表精油】純正薰衣草、佛手柑、快樂鼠尾草、羅馬洋甘菊、苦橙葉等。

【代表性酯類】

1.乙酸沉香酯：存在於薰衣草、鼠尾草、佛手柑。極佳鎮靜與安撫神經的效果。

2.乙酸香葉酯：存在於甜馬鬱蘭、薰衣草、天竺葵、檸檬草、伊蘭伊蘭、苦橙葉等。具抗炎、止痛、抗痙攣效果。

3.乙酸芳樟酯：存在於甜橙、橙花、醒目薰衣草、佛手柑、穗狀薰衣草、快樂鼠尾草、苦橙葉等。具抗痙攣、鎮痛效果。

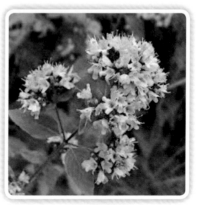

甜馬鬱蘭

五、酮類（Ketones）

　　具有高量神經毒性，會導致神經細胞過度亢奮，但具有調經作用，並可改善鼻塞及分解黏液，有助於改善上呼吸道症候群。

【特　　色】結構較穩定，中度揮發，易產生結晶狀，但在肝臟不易代謝。

【生理屬性】抗病毒（如帶狀皰疹）、促進皮膚與黏膜再生及傷口癒合、預防疤痕、分解黏液與脂肪、具祛痰功效、改善靜脈曲張及痔瘡。

【心靈屬性】增進感應能力、使精神清澈與開闊、開啓靈性。

【代表精油】穗狀薰衣草、樟腦迷迭香、鼠尾草、永久花、牛膝草、辣薄荷、大西洋雪松、茴香、艾蒿、艾菊、苦艾等。

【代表性酮類】

　　1.側柏酮：存在於穗狀薰衣草、鼠尾草、歐薄荷（含側柏酮易導致流產或早產）。

　　2.香芹酮：存在於綠薄荷、蒔蘿。

　　3.薄荷酮：存在於胡椒薄荷、野薄荷。

　　4.茉莉酮：存在於茉莉。

　　5.茴香酮：存在於茴香。

【注意事項】酮具高量神經毒性，長期或高劑量使用可能傷害中樞神經，不可口服易引起肝中毒。

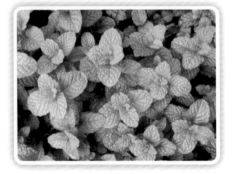
野薄荷

六、酚類（Phenols）

　　殺菌力強，對於中樞神經系統具有強烈的刺激作用，含高濃度酚類的植物精油對皮膚及黏膜具有刺激性，避免長期及高劑量使用，易損害肝臟細胞。

【特　　色】油稍溶於水，中度揮發。

【生理屬性】抗病毒、抗感染、抗菌、殺黴菌及寄生蟲、提高血壓及體溫、降低膽固醇、激勵神經及免疫系統。

【心靈屬性】激勵，給予溫暖與力量，幫助提振精神、愉悅輕快。

【代表精油】百里香、野馬鬱蘭、丁香、肉桂。

【代表性酚類】

　　1.丁香酚：存在於丁香、肉桂、伊蘭伊蘭、玫瑰。抗病毒、抗菌、提升免疫機能。

　　2.百里香酚：存在於百里香、肉桂。極佳抗菌能力、抗氧化、抑制膽固醇生成。

　　3.香芹酚：存在於野馬鬱蘭、百里香、鼠尾草。極佳抑菌、止痛、祛痰、抗感染。

【注意事項】具有腐蝕性，易刺激黏膜，造成皮膚敏感，避免長期或高劑量使用，口服易造成肝臟損壞。

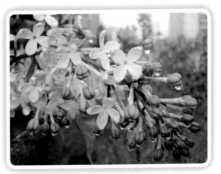

丁香

七、酸（Acid）

酸具腐蝕性及刺激性，可抗炎、鎮靜，改善皮膚問題，精油中常見的酸有安息香中的苯甲酸及橙花中的苯乙酸。

【特　　色】為一種有機物，水溶性，揮發性低。

【生理屬性】抗炎、抗痙攣，因為含有弱酸所以可治療皮膚病。

【心靈屬性】鎮靜、安撫，讓心靈減壓。

【代表精油】天竺葵、玫瑰、橙花、胡蘿蔔籽、香水樹。

【代表性酸類】

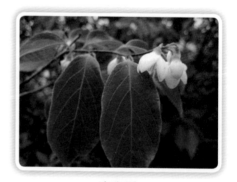

安息香

1. 苯甲酸（安息香酸）：存在於安息香。常作為藥物或防腐劑使用，有抑制細菌、黴菌生成，常用於治療癬類的皮膚病。
2. 苯乙酸：存在於橙花。是一種生長素，主要存在於水果中，是合成青黴素G的原料，也可作為香水的添加劑。

【注意事項】避免長期或高劑量使用。

八、氧化物（Oxides）

許多精油中可見，具有樟腦氣息。

【特　　色】揮發速度快，易溶於酒精，具強烈香氣。

【生理屬性】止咳、祛痰、抗炎、抗菌、抗風濕、抗病毒、止痛，改善呼吸及消化系統，提升免疫力。

【心靈屬性】有助於增進邏輯思
考，為精神加油打
氣，消除恐懼，堅
強不畏懼。

【代表精油】桉油醇迷迭香、尤
加利、白千層、穗
狀薰衣草、鼠尾
草。

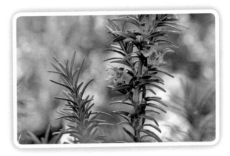

桉油醇迷迭香

【代表性氧化物】

1.具有樟腦氣息的植物，如迷迭香、尤加利、茶樹、白千層等。

2.桉葉醇氧化物：具祛痰的特性，如尤加利、鼠尾草、迷迭香、荳
蔻、穗狀薰衣草。

【注意事項】

1.某些分子若高劑量使用易導致神經毒性及肝毒性，造成反應遲
緩，肝代謝失調，避免長期或高劑量使用。

2.桉油醇氧化物因氣味較強烈，易引起呼吸道刺激，故氣喘患者濃
度應以1%以下為宜。

九、醚（Ethers）

精油中是較少見的分子，具強效作用，在精油中的含量不多。

【特　　色】不溶於水，易溶於酒精。

【生理屬性】鎮定、止痛、麻醉、強效抗痙攣、止吐、抗炎、化解黏
液、提升免疫系統、平衡自律神經系統。

【心靈屬性】抗憂鬱、激勵提振、在逆境中給予力量與勇氣、克服沮
喪。

【代表精油】羅勒、茴香、洋茴香、龍艾、八角茴香。

【注意事項】高劑量使用易產生神經毒性使人呆滯、抽搐，嚴重時甚至會導致死亡。

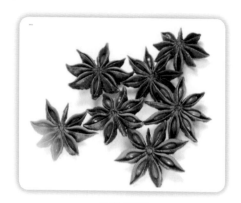

八角茴香

十、香豆素（Coumarins）

具抗痙攣、鎮定神經系統、安眠之功效，有類似香草精的香味，存在於零陵香豆及薰衣草中。

【特　　色】不易氧化所以不易溶於水及酒精，易於室溫下凝固，內酯的一種。

【生理屬性】鎮定神經系統、抗痙攣、退燒、消除淋巴水腫、促進細胞修護與新陳代謝、平衡內分泌系統、提振免疫機制。

【心靈屬性】放鬆緊繃的神經，使人平靜而愉悅。

【代表精油】薰衣草、蒔蘿、肉桂、龍艾、香蜂草、零陵香豆。

【代表性香豆素】

　　1.香豆素：存在於零陵香豆、中國肉桂等。具鎮靜、抑制癌細胞增殖的作用。

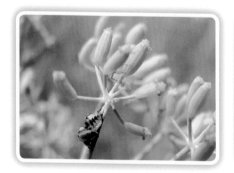

蒔蘿

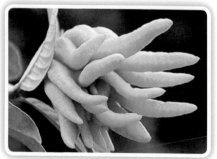

佛手柑

2.7-羥基香豆素（傘形酮）：存在於許多繖型科植物等。

3.呋喃香豆素：別名佛手柑內酯，存在於佛手柑、柑橘、檸檬等。

【注意事項】呋喃香豆素及佛手柑腦具光敏性，使用後應避免陽光照射，易造成皮膚敏感。

十一、內酯（Lactones）

分子結構屬於環狀分子，相當於一個氧化物分子與一個酮分子結合成的架構，在藥理屬性方面更強於酮類，在精油中含量很少。

【特　　色】不易氧化代謝，因分子結構體積大，不易透過蒸餾法萃取出來。

【生理屬性】抗黴菌、抗感染、抗發炎、退燒、止痛、祛痰、分解黏液、提振肝臟機能、改善呼吸道問題效果極佳。

【心靈屬性】放鬆情緒、泰然自若，有如釋重負的快樂感受。

【代表精油】土木香、茉莉、零陵香豆、歐洲當歸。

【代表性內酯類】土木香內酯：存在於土木香等；具分解黏液、改善呼吸道問題。

課後複習五

1.請列出兩大類精油化合物。

2.精油的化學結構中,有哪兩個主要的基礎材料?

3.為什麼調配精油前需瞭解精油的化學成分及療癒的屬性?

4.請填妥下表:

化學屬性	特色	生理屬性	心理屬性	代表精油3種
倍半萜烯 (Sesquiterpenes)				
單萜醇 (Monoterpenols)				
酯類 (Esters)				
酮類 (Ketones)				
酚類 (Phenols)				
氧化物 (Oxides)				

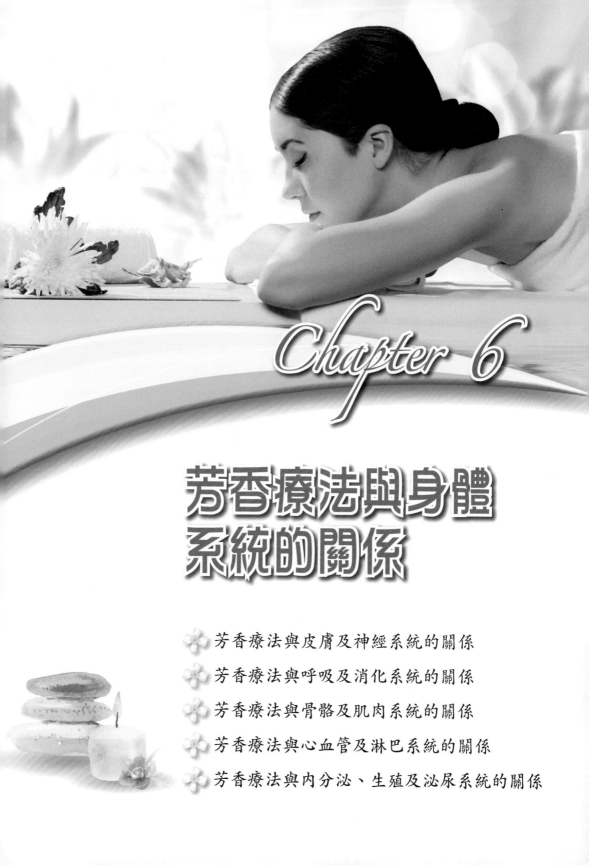

Chapter 6

芳香療法與身體系統的關係

❁ 芳香療法與皮膚及神經系統的關係

❁ 芳香療法與呼吸及消化系統的關係

❁ 芳香療法與骨骼及肌肉系統的關係

❁ 芳香療法與心血管及淋巴系統的關係

❁ 芳香療法與內分泌、生殖及泌尿系統的關係

芳香療法

第一節　芳香療法與皮膚及神經系統的關係

一、皮膚系統

　　皮膚是身體最大的器官，能執行維護健康與美觀所必需的重要功能，健康的皮膚應微含水分、柔軟、易彎曲、呈弱酸性且沒有瑕疵及疾病。皮膚的厚度從0.212～0.508公分不等，會因為性別、年齡、部位等因素而有所不同，通常眼瞼的皮膚最薄，手掌及腳掌的皮膚最厚。成人的皮膚所覆蓋的面積約有1.6～1.8平方公尺，重約2～5公斤。包括數層構造，重要作用是隔離人體內部與外在環境，並且防止兩者間的物質交換。

(一)皮膚的主要構造

　　皮膚的主要三層構造──表皮、真皮及皮下組織（**圖6-1**）。正常人的表皮與真皮合起來通常厚度不超過1～2毫米（mm）。

◆表皮

　　表皮層是皮膚的最外層，厚度為0.1～1mm，主要由表皮細胞及黑色素細胞兩者組成。黑色素細胞占5%，大多在表皮的最下層。表皮之內沒有血管存在，卻有許多細小的神經末端。表皮細胞因形態的不同，自外而內分五層：即角質層、透明層、顆粒層、有棘層、基底層。健康皮膚的pH應該是5～5.6，呈弱酸性。

◆真皮

　　真皮是皮膚的內層，它是一層以結締組織為主且高度敏感的脈管層，內含血管、淋巴管、毛囊、汗腺、皮脂腺、神經、豎毛肌及細小圓

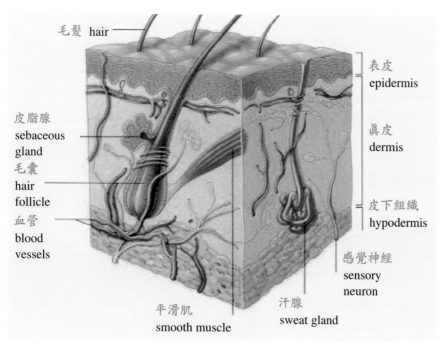

毛髮 hair

表皮
epidermis

真皮
dermis

皮脂腺
sebaceous
gland
毛囊
hair
follicle
血管
blood
vessels

皮下組織
hypodermis

感覺神經
sensory
neuron

平滑肌
smooth muscle

汗腺
sweat gland

圖6-1　皮膚構造

錐狀突出物。真皮與表皮緊緊相連，彼此成乳頭狀相交錯，其間有一層基底膜為界。真皮由外而內分兩層，外層是乳頭層，內層是網狀層。

1. 表層：也稱乳頭層，直接在表皮底下，含彈性組織的細小圓錐狀突出物。表層也含有一些黑色素。
2. 較深層：也稱網狀層，內含保持著皮膚的硬度與伸張度之彈性纖維，隨著年齡的增長，水分、油分的不足，以及缺乏保養，皮膚易產生疲勞失去彈性、鬆弛，而有皺紋等現象。此層網狀組織中包含血管、淋巴管、毛囊、汗腺、皮脂腺、神經、豎毛肌等結構。

◆皮下組織

位於真皮下的一層脂肪組織，又稱為皮下脂肪組織，含有多量的脂

肪，此脂肪組織視個人的人種、年齡、性別、氣候、健康狀態的不同而在厚度上也有所不同，它所含的脂肪可以當能源來消耗，也可以保護外層的皮膚。皮下脂肪與美容上所謂之曲線美有深切的關係，脂肪層多時體型胖，少時體型則瘦。

(二)皮膚的六大功能

◆保護作用

皮膚可以保護身體，因表皮的最外層覆蓋一層薄的皮脂，有防水作用並可以抵抗某種程度的冷熱傷害及較小的外傷，如燙傷、破皮等，皮膚有細密的角質加上透過性又小，可防止化學毒物的侵入。角質層、皮脂及表皮的酸性狀態可防止細菌侵入。黑色素能吸收日光，所以又可防止光線深入體內而造成傷害。而且，皮膚也可以防止體內生活必需物質的過分外洩，如水分、淋巴液等。

◆知覺作用

皮膚有冷覺、熱覺、痛覺及觸覺（或壓覺）等四種感覺神經末梢器。另一種也很常見的知覺——癢，則可以解釋為很輕微之痛覺。

◆體溫調節作用

人體的熱量有80%左右是由皮膚散發出來，這是由於皮膚內的血液調理，視身體的需要來散發熱。體溫的調節還受氣候、生活環境、時間、飲食等變化而有所影響。

◆分泌及排泄作用

皮膚有皮脂腺可分泌皮脂以保持表皮的潤滑光澤，並防止水分流失或由外界進入體內，全身的皮脂腺以臉部最多。皮膚還有汗腺可分泌汗，汗腺能調節體溫，也能排除體內的廢物，當人體受到到熱、運動、情緒變化及服用某些藥品後，汗腺的活動會大大的提高。全身的汗腺以手掌、腳掌、前額及腋下為最多。

◆呼吸作用

皮膚可以吸進氧氣，呼出二氧化碳，因此皮膚也可稱爲是人體的「第三肺」。在相同的時間內，皮膚呼出的二氧化碳約爲肺的1％，若人的皮膚完全阻塞或受傷，極有可能因呼吸困難而致死，所以皮膚也是人體很重要的呼吸器官。

◆吸收作用

皮膚具有吸收的功能，可以將某些物質經由皮膚進入人體，精油分子很小，可以通過皮膚的表皮層下的細胞間脂質進入細胞中，再透過微血管及微淋巴管的交換循環，帶到身體各處，最後進入肝臟或腎臟代謝排出體外。皮膚本來的使命最重要的是保護身體，因此基於這種因素，並不積極的吸收而是有條件的吸收（皮膚吸收的條件是要經過乳化性酸膜，而皮膚保養品與皮脂膜類似，因此容易被吸收）。

(三)皮膚和紫外線

◆紫外線的優點

1.使肌膚晒成小麥膚色，襯托出時髦感。

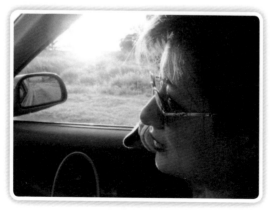

皮膚受紫外線照射

2.在體內製造出維他命D，且可促進鈣的新陳代謝，幫助骨骼發育。

3.具有抑菌、殺菌作用，有助於皮膚病的治療。

◆紫外線的缺點

1.促使肌膚老化及乾燥。

2.產生或加深黑斑或雀斑。

3.過度的晒傷會變成如燒傷般的狀態。

4.患有光過敏症的人，即使只受到些微的紫外線照射也會引起皮膚炎，有時甚至形成皮膚癌。

(四)芳療對皮膚的幫助

1.因精油的分子微小，芳療按摩可增加皮膚吸收精油的速度。

2.很多精油具抗菌、抗黴菌、抗病毒的功效，能增強保護皮膚的功能，如薰衣草、佛手柑、檸檬、茶樹等。

3.精油能幫助皮膚再生，促進皮膚細胞再生的精油，如薰衣草、苦橙、橙花、玫瑰、天竺葵、紫檀等。

4.精油能抗發炎，幫助舒緩皮膚，如洋甘菊、杜松、紫檀、玫瑰草、茶樹、苦橙葉等。

5.精油具平衡的特質，如天竺葵能平衡皮脂分泌，平衡過乾或過油的皮膚；如佛手柑能提振精神又能安撫情緒。

二、神經系統

神經系統是人體最複雜的系統，幾乎遍布全身各部位，負責在各系統之間接收、解讀並整合各種來自身體內外的刺激，做出適當的反應。神經系統讓我們可以進行思考與心理情緒層面的各樣程序，與內分泌系統一起協調運作，並共同負責支配身體的恆定。

神經系統是由中樞神經系統（CNS）及周圍神經系統（PNS）所組成。

(一)中樞神經系統

位於顱腔的大腦及脊柱管的脊髓所組成，負責整合與處理接收資訊，是一個雙向溝通系統，可說是身體的控制中心，包括腦（腦神經）及脊髓（脊髓神經）。中樞神經系統與末梢神經系統，負責身體主要的溝通傳導並與內分泌系統密切合作，一起讓身體各項作用規律地進行著。

(二)周圍神經系統

主要是由神經構成，是由長神經纖維或是軸突組成，連接中樞神經系統及身體各部位。傳送由大腦發出信號的神經稱為運動神經或是下行神經，而將身體各部位產生的信號傳送到中樞神經的神經稱為感覺神經或是上行神經。大部分的神經是雙向傳遞信號，稱為混合神經。周圍神經系統可分為軀體神經系統、自律神經系統及腸神經系統。

◆軀體神經系統

包含31對的脊神經和12對的腦神經，負責從身體各部位所搜集到的感官資訊傳送到中樞神經，並掌管從中樞神經傳往骨骼肌的神經脈衝。可處理隨意運動，也就是依生物體意願而產生的運動。

◆自律神經系統

包含「交感神經」與「副交感神經」，負責調控內臟的平滑肌運動及內分泌腺體產生內分泌激素。

1.交感神經：交感神經是在緊急情形時驅動，負責生存活動（消耗能量）而作用的系統，在活動時把血液送至骨骼肌（心跳加速、末梢血管收縮），抑制內臟功能的工作。

2.副交感神經：是在器官呈休息狀態時驅動，負責準備將來的活動
（補充能量）而作用的系統，在安靜時促進消化功能，把血液送
到腦或內臟以消除疲勞，調節內臟器官的活動。

◆**腸神經系統**

腸神經系統負責控制消化道。

自律神經系統及腸神經系統都會不隨意願的自主動作。

(三)神經與大腦邊緣系統

對芳療而言，最重要的是大腦區域：

1.大腦邊緣系統（**圖6-2**）：位於腦幹上方V字形的組織，被稱為
「腦的鼻子」，連結香氣與情緒及記憶。包括有杏仁核（負責管
理與儲存各種情緒反應）、海馬迴（負責連結氣味到大腦的記憶
庫）、部分丘腦與下視丘。

2.嗅球：位於大腦皮質中，接收香味訊息。

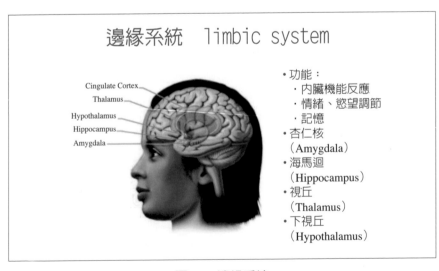

圖6-2　邊緣系統

芳療按摩時，碰觸與按壓的感官刺激被皮膚中的感官接收器接收，同時香氣被鼻腔上方的嗅覺接收，傳達到大腦，由大腦邊緣系統接受這些刺激訊號，使我們能夠與身體許多的器官（呼吸、消化、感覺、泌尿、生殖等）加以溝通，同時也能幫助消除神經傳導路徑的堵塞與增強衰弱的傳導神經。

(四)芳療對神經系統的幫助

　　1.減輕緊張的神經與改善因壓力而產生的各種問題。
　　2.刺激神經，消除堵塞的神經，強化相關器官與組織的功能。
　　3.安撫神經、釋放壓力。

(五)對神經系統有幫助的精油

　　1.對中樞神經系統有鎮靜、安撫的精油：佛手柑、苦橙、洋甘菊、薰衣草、茉莉、甜馬鬱蘭、香水樹。
　　2.刺激神經系統的精油：迷迭香、薄荷、檸檬。
　　3.強化神經系統的精油：薰衣草、洋甘菊、馬鬱蘭、快樂鼠尾草、杜松、迷迭香。

第二節　芳香療法與呼吸及消化系統的關係

一、呼吸系統

　　呼吸系統（**圖6-3**）是把氧氣吸入體內的器官，由呼吸道與肺（氣體交換）組成。人體藉由吸氣將氣體吸入肺的當中，氧氣因氣體交換而進入血液中，再藉由呼氣把血液中的二氧化碳排到空氣中。在呼吸時呼吸道成為空氣的通道，大致可分為鼻腔、咽、喉、氣管、支氣管。

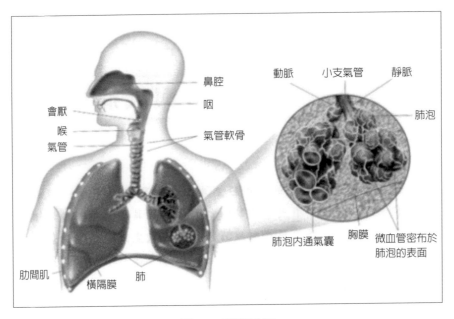

鼻腔
咽
會厭
喉
氣管
氣管軟骨

動脈　小支氣管　靜脈
肺泡
胸膜
肺泡內通氣囊
微血管密布於肺泡的表面

肋間肌
橫隔膜　肺

圖6-3　呼吸系統

(一)呼吸系統的功能

　　呼吸是人體基本的功能之一，透過肺的氣體交換，精油的微粒能擴散到血液循環中，嗅聞精油時，精油分子會進入呼吸道再通過咽、喉、氣管、支氣管、細支氣管、肺泡，肺泡是由簡單的上皮組織的薄膜組成，精油的微粒在肺泡進行氣體交換時進入微血管的循環中，而有些精油是直接被鼻腔內黏膜吸收至血液循環中。肺泡讓肺中的空氣與血液循環中的血液進行交換，每一肺泡被密集的毛細管網路與濕潤的薄膜包圍，所吸入帶精油微粒的空氣接著通過毛細管，圍繞著肺泡的毛細管另一端延伸至小靜脈與小動脈，再延伸至較大的靜脈與動脈。所以任何隨空氣吸入的物質都須經過上述氣體交換的程序，從肺部進入血液循環中，靜脈循環會將它們重新帶回肺臟、腎臟與汗腺，這些物質會變成氣體、尿液與汗液排出體外。

精油透過嗅覺進入人體的旅程

　　鼻子→嗅覺神經（位於鼻腔上方）→腦中嗅覺區→咽頭→喉頭
→氣管→支氣管→細支氣管→肺泡→毛細管→動脈→心臟→靜脈→
透過皮膚與腎臟排泄廢物

(二)芳療對呼吸系統的幫助

　　1.芳療按摩可以幫助呼吸系統吸收精油。

　　2.精油可促進良好的呼吸，讓肺部氣體交換效率更佳，具清理肺部
　　　之功效。

　　3.若身體不適宜按摩時（例如重感冒），則較適合以吸入精油方式
　　　來改善。

(三)對呼吸系統有幫助的精油

　　1.預防呼吸道感染具殺菌的精油：薰衣草、佛手柑、檸檬、檀香、
　　　杜松、尤加利、茶樹。

　　2.避免呼吸道病毒感染的精油：薰衣草、尤加利、茶樹、沒藥。

　　3.平撫支氣管痙攣的精油：快樂鼠尾草、黑胡椒、乳香。

　　4.具祛痰功效的精油：尤加利、黑胡椒、檀香。

二、消化系統

　　人體的消化系統主要由消化道和消化腺組成（**圖6-4**）。

(一)消化道

　　是一條連接口腔和肛門的管道，由許多負責處理食物的構造組成。

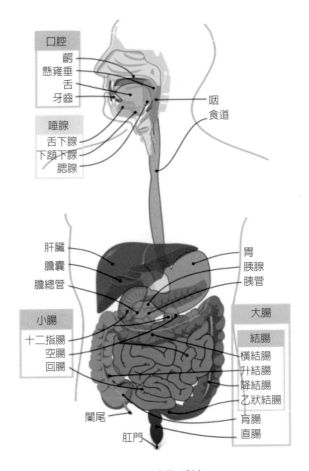

口腔
　顎
　懸雍垂
　舌
　牙齒

咽
食道

唾腺
　舌下腺
　下頜下腺
　腮腺

肝臟
膽囊
膽總管

胃
胰腺
胰管

小腸
　十二指腸
　空腸
　回腸

大腸

結腸
　橫結腸
　升結腸
　降結腸
　乙狀結腸
　盲腸
　直腸

闌尾
肛門

圖6-4　消化系統

人類的上消化道由口、咽、食道和胃組成。口包含口腔黏膜、唾液腺、舌頭和牙齒。在口後是咽，咽連接著一條由肌肉組成的中空管道，即食道。食道透過肌肉的收縮和放鬆，把食物向下推，穿過橫隔膜到達胃。下消化道包括腸和肛門。腸是消化系統中由胃至肛門之間的消化管道，主要為消化食物並將食物的營養吸收。小腸有環狀褶及絨毛，可以增加腸道的表面積，空腸可吸收像醣、胺基酸及脂肪酸等養分。迴腸有腸絨毛可以吸收維生素B_{12}及膽汁酸，也可以吸收其他養分。大腸的作用是

吸取腸道內剩餘可以消化物質中的水分與電解質，以及將剩餘無用的部分形成糞便，並作暫時儲存及最後的排出，大腸包括盲腸、結腸、直腸以及肛管。盲腸連接著闌尾，有防止大腸內含物倒流的作用。結腸，包括升結腸、橫結腸、降結腸和乙狀結腸，結腸的作用是吸收水分，但其中也有一些可以生成維生素K的細菌。直腸是腸的最後一部分，位於肛門的前面，其作用是累積糞便。當直腸中的糞便累積到一定程度後就會向大腦通知這個狀態，以便排便。最後由肛門排出糞便。

(二)消化腺

能分泌消化液以消化食物。人類消化腺又分為小消化腺和大消化腺兩種。小消化腺包含胃腺（分泌胃酸）、腸腺（分泌腸液）等；大消化腺位於消化道外，包含三對唾液腺（分泌唾液）：腮腺、頜下腺、舌下腺，以及肝臟（分泌膽汁）和胰臟（分泌胰液）。

(三)芳療對消化系統的幫助

  1.芳療可以舒緩因飲食時間不正常、飲食過量引起之腸胃不適及消化不良等現象。
  2.芳療可以消除腸胃痙攣及疼痛。
  3.芳療可以改善因壓力引起之食慾不振。
  4.芳療按摩可以改善便秘，維持規律排便。

(四)對消化系統有幫助的精油

  1.腸胃痙攣及消化不良：薄荷、羅勒、德國洋甘菊。
  2.提振食慾：甜橙、佛手柑、生薑、荳蔻、葡萄柚。
  3.便秘：茴香、生薑、薰衣草、迷迭香、羅勒、馬鬱蘭。
  4.胃脹氣、腹痛：茴香、薰衣草、檸檬、歐薄荷、生薑、荳蔻、羅勒、黑胡椒。
  5.反胃、嘔吐：薰衣草、檸檬、歐薄荷、生薑、黑胡椒。

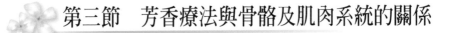

第三節　芳香療法與骨骼及肌肉系統的關係

　　人之所以能夠運動，全靠骨骼、關節、肌肉、肌腱及韌帶等所組成，可以提供人的身型、支撐、活動及保護內臟等作用。

一、骨骼系統

　　骨骼系統是為生物體提供支持作用的生命系統，也和肌肉系統組成運動系統。骨骼系統主要可分為兩種：外骨骼是動物外層的堅硬外殼，內骨骼則是在體內支撐身體。人體的骨架由206塊獨立的骨頭組成，每塊骨頭的大小、形狀、重量都不同，且每一塊獨立的骨頭都是由關節與韌帶彼此連接（**圖6-5**）。骨頭是人體最堅固、最硬的結締組織。

　　骨骼的功能如下：

1. 作為骨架支撐身體：骨骼承受著全身的重量，若沒有骨骼的支撐，人就無法站立得穩。
2. 賦予身型：每個人的骨骼長、寬都會不同，即構成身型上的差異（如頭型、鼻樑高低、肩膀寬窄、骨盆大小、身高等）。
3. 保護身體器官及組織：人體的中軸骨骼環繞在許多維生器官與組織的周圍，形成堅固的柵欄保護它們（如頭骨保護腦部、胸廓肋骨保護心臟與肺臟、脊椎骨保護脊椎神經、骨盆保護生殖器官等）。
4. 連結：骨骼連接肌肉與肌腱，骨骼的移動與動作都必須透過肌肉的收縮才能產生，因此骨骼必須與肌肉連結，而肌腱就是將骨骼與肌肉連結的功臣。
5. 骨髓造血：長形與扁平骨骼中的骨髓部分是製造紅血球與白血球

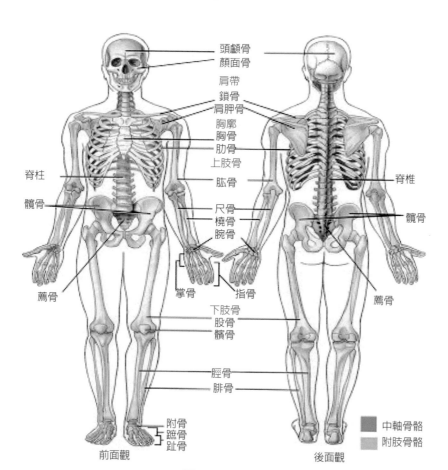

頭顱骨
顏面骨
肩帶
鎖骨
肩胛骨
胸廓
胸骨
肋骨
上肢骨
脊柱
肱骨
髖骨
尺骨
橈骨
腕骨
薦骨
掌骨
指骨
下肢骨
股骨
髕骨
脊椎
髖骨
薦骨
脛骨
腓骨
中軸骨骼
附肢骨骼
附骨
蹠骨
趾骨
前面觀
後面觀

圖6-5 骨骼圖

重要之地。

6.儲存鈣質：骨骼是許多重要礦物質所儲存的地方，特別是鈣。當
 血液中的鈣含量偏低時，骨骼必須釋放出其中儲存的鈣質到血液
 中，以維持血鈣的平衡，否則血鈣缺乏時會導致神經傳導與肌肉
 收縮方面的問題。

二、肌肉系統

　　肌肉系統是指身體所有的肌肉組織，它參與動作的產生，維持姿勢及產生熱量，包括骨骼肌、平滑肌和心肌（**圖6-6**）。

1. 骨骼肌：是連接於骨骼上的肌肉，受運動神經所控制，所以可以移動及支撐骨骼，也能快速而有力地收縮（故容易疲乏），又稱「隨意肌」（受大腦意識控制）。

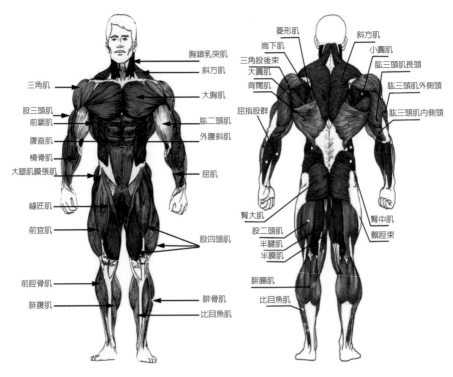

圖6-6　人體肌肉系統

2.平滑肌：是組成體內器官與體腔的肌肉（如消化道、泌尿道、血管壁等），收縮緩慢且規律，又稱「不隨意肌」（不受大腦意識控制）。平滑肌最大的特徵是能分裂，因此平滑肌受傷時能快速地再生。

3.心肌：是組成心臟的肌肉，心肌布滿了自律神經，所以會不斷地自動進行規律的收縮運動。

肌肉的功能如下：

1.運動：肌肉的活動能讓肢體伸展及幫助器官的運作。

2.維持姿勢：肌肉能讓身體暫時維持某些姿勢。

3.穩定關節：肌肉幫助身體穩定住高靈活度運動的關節。

4.產生熱能：肌肉所產生的熱能不多，但能維持體溫（如寒冷時肌肉會不自主的顫抖）。

(一)芳療對骨骼與肌肉系統的幫助

1.能減輕肌肉、肌腱及韌帶的緊張。

2.能增加軟組織、骨頭與關節的血液供給，使其更有彈性與減少受傷的機會。

3.能減輕關節周圍發炎的現象。

4.能排除組織中的廢物（如乳酸、尿酸）。

(二)對骨骼與肌肉系統有幫助的精油

1.具止痛效果的精油：薰衣草、洋甘菊、迷迭香、馬鬱蘭、羅勒。

2.能作為皮膚發紅劑的精油：迷迭香、黑胡椒、生薑。

3.抗發炎的精油：薰衣草、洋甘菊、尤加利。

4.排毒的精油：檸檬、杜松。

第四節　芳香療法與心血管及淋巴系統的關係

人體的循環可細分爲「心血管系統」及「淋巴系統」。

一、心血管系統

由心臟和遍布全身的血管及血液所組成（**圖6-7**），心臟靠心肌收縮將血液送達到全身各個部位，再透過血管循環回心臟。血循環分爲肺循環（又稱爲小循環，是心血管循環系統中，攜帶缺氧血離開心臟，進入肺部進行氣體交換後，再將含氧血帶回心臟，主要功能是讓血液中的含氧量增加，二氧化碳含量減少）及體循環（又稱爲大循環，是心血管循環系統中，攜帶充氧血離開心臟，經主動脈進入身體各部位進行氣體

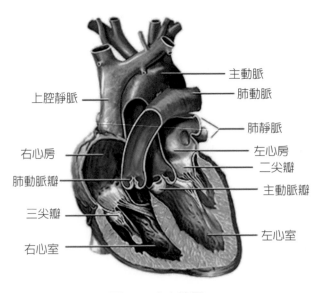

上腔靜脈	主動脈
	肺動脈
	肺靜脈
右心房	左心房
	二尖瓣
肺動脈瓣	主動脈瓣
三尖瓣	
	左心室
右心室	

圖6-7　心血管圖

交換及運輸養分後，再由靜脈將缺氧血帶回心臟，主要功能是將養分及氧氣帶給全身各系統的細胞使用，再將細胞所產生的廢物及二氧化碳帶到應排泄的地方），而血液以非常驚人的速度在人體內循環，半分鐘可以完成一次循環，所以精油溶於血液中時能很快的發揮功效。

　　血液含有數百萬血球，包括血漿、紅血球、血小板、白血球，血液攜帶養分及氧氣，提供和維持身體細胞所需要的環境，血液中也載運著白血球，協助免疫系統對抗外來的感染。

(一)血管的分類

　　人體內所有的血管總長度約為十五萬公里以上，可以環繞地球四圈。人體內的血管基本上可分為三種：

1. 動脈：是從心臟流向末梢的血管，負責將血液帶離心臟，運送到身體各器官，由於動脈中的血液是來自心臟的擠壓，流速較快，必須承受較大的壓力，因此動脈管壁較厚、彈性較高，動脈中主動脈稱「彈性動脈」，含豐富的彈性纖維，可將來自心臟間斷性的血流形成持續性的血流，送至血管末梢。

2. 靜脈：負責將血液帶回心臟，靜脈因為內膜與中膜壁薄而缺乏彈性，因此運送血液的力量較弱，所以流速很慢，必須有胸腔或心臟的負壓及靜脈周圍的肌肉收縮等輔助，才能讓血液回流心臟。靜脈管內有瓣膜結構，以預防血液逆流，靜脈接近體表，我們由肉眼即可看到皮膚表面有靜脈通過。

3. 微血管：微血管是最細小的血管，以網絡狀連接小動脈與小靜脈，遍及身體組織的每一處縫隙形成網絡；微血管的管壁由內皮細胞與包圍內皮細胞的基底膜所構成，內皮細胞有很多小孔，利於細胞之間物質的交換。微血管彈性最差，管腔最小，以致流速最慢；微血管沒有瓣膜，而血壓則是居於動脈及靜脈之間。

(二)心血管的功能

1.維持身體的恆定：使體溫維持恆定（36℃）、維持組織的正常酸鹼度、保持正常血流量。

2.運送物質：運輸來自肺部的氧氣及消化系統的營養物質、將全身各細胞產生的廢物運送至排除部位、運輸內分泌激素到目標組織。

3.保護身體：阻止身體受到外來微生物感染、能形成血凝塊阻止血液流失。

(三)芳療對心血管系統的幫助

1.芳療按摩可以刺激循環，增進循環效率。

2.芳療按摩可以舒緩緊張，因緊張易產生較大壓力阻礙血液流動。

(四)對心血管系統有幫助的精油

1.精油能幫助減輕心悸與降低血壓，如薰衣草、馬鬱蘭、雪松。

2.精油能幫助溶解血凝塊，如檸檬、天竺葵、絲柏。

3.精油有淨化血液，改善循環不良現象，如苦橙、橙花、玫瑰。

二、淋巴系統

淋巴系統是循環系統的一部分，是由淋巴、淋巴管與淋巴結所組成，擁有自己的器官與組織（圖6-8）。淋巴系統屬於「單向引流」系統（只有從細胞組織往心臟方向引流），淋巴系統將原本離開血液的液體引流回到靜脈血液循環中，以維持血流量的恆定，調控體內環境的平衡，也是身體內的免疫反應之處，逐步過濾保證個體的健康。

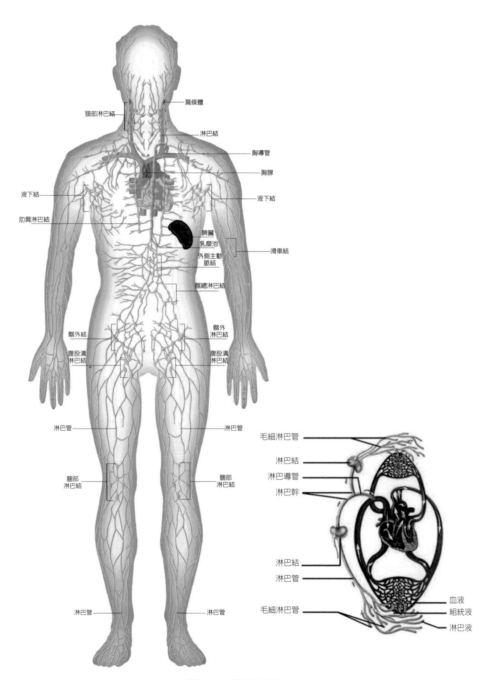

扁條體
頸部淋巴結
淋巴結
胸導管
胸腺
液下結
液下結
肋肩淋巴結
脾臟
乳糜池
外側主動脈結
滑車結
髂總淋巴結
髂外結
髂外淋巴結
腹股溝淋巴結
腹股溝淋巴結
淋巴管
淋巴管
膕部淋巴結
膕部淋巴結
淋巴管
淋巴管

毛細淋巴管
淋巴結
淋巴導管
淋巴幹
淋巴結
淋巴管
血液
組織液
淋巴液
毛細淋巴管

圖6-8　淋巴系統

(一)淋巴系統的結構

1. 微淋巴管：淋巴管的管壁為單層鱗狀上皮，管壁內皮細胞重疊成皮狀小瓣膜，深入組織細胞之間，屬於末端封閉的管線；組織液以滲透的方式進入微淋巴管。微淋巴管的通透性較微血管佳，管徑較微血管大並分布全身，能容許一些較大的分子穿過，滲透力較好。

2. 淋巴管：淋巴管的構造類似靜脈，與上大靜脈連接，都具較薄、扁平的管壁，負責運送內含有蛋白質、脂肪以及B淋巴細胞與T淋巴細胞。為防止淋巴液逆流，每隔一段距離便有瓣膜結構以固定淋巴流向。近身體表層的淋巴管通常伴隨著靜脈的路徑，負責引流皮膚的組織液。而位於身體深層的淋巴管則伴隨動脈的路徑，引流體內重要器官組織的組織液（淋巴液呈乳狀）。

3. 淋巴結：淋巴結如米粒般大小，作用類似過濾器，每隔一段距離便有淋巴結組織，淋巴結可分為外層皮質與內層髓質兩個部分，並擁有專屬的微血管系統供應所需的血液補給。淋巴結含有兩種特殊的白血球——「巨噬細胞」和「淋巴球」，巨噬細胞負責將淋巴中已死去的細胞及細菌分解掉；而淋巴球是負責將侵入淋巴中活的病原體加以摧毀，並釋放出化學物質及抗體來幫助身體對抗疾病。

4. 淋巴總管：隨著淋巴引流的方向越靠近心臟，因經過淋巴結過濾，淋巴內的物質越乾淨，淋巴管匯集的次數也越多，口徑也越來越寬，最後匯集成兩條主要的淋巴總管——「胸管」和「右淋巴管」：胸管負責收集左半邊頭部、左胸、左手臂、腹部與下半身的組織液，並匯入左鎖骨下靜脈；右淋巴管負責收集來自右半邊頭部、頸部、右胸、右手臂的組織液，並匯入右鎖骨下靜脈。

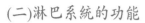

(二)淋巴系統的功能

1.預防疾病：淋巴結生產淋巴細胞與製造抗體，它們能吞噬或中和入侵的細菌。

2.收集組織液：淋巴管會收集各組織間隙中多餘的淋巴液，在淋巴結加以淨化後送回心臟重新進入血液中，以維持血液流量的恆定。

3.吸收及運輸膳食性脂肪：食物到達小腸後，食物消化成脂溶性的乳糜，透過腸內的淋巴管運送到淋巴系統。

(三)芳療對心血管及淋巴系統的幫助

1.增進免疫力。

2.預防水腫。

3.降低血液的黏度

4.降低組織的腫脹。

5.幫助淋巴液從組織到循環系統的流動。

(四)對心血管及淋巴系統有幫助的精油

1.利尿的精油能加速淋巴與細胞液的循環，如茴香、檸檬、杜松、天竺葵。

2.能刺激循環系統的精油，如黑胡椒、迷迭香、生薑。

3.能增加免疫力的精油，如佛手柑、薰衣草、檸檬、洋甘菊、迷迭香、百里香、檀香。

4.抗菌的精油，如薰衣草、檸檬、洋甘菊、丁香、尤加利、茶樹、檀香、百里香。

第五節 芳香療法與內分泌、生殖及泌尿 系統的關係

一、內分泌系統

內分泌系統是負責調控人體內各種生理功能正常運作（維持恆定現象）的兩大系統之一（另一控制系統是神經系統），其中含有數個專門的分泌腺體，由分泌激素（荷爾蒙）的無導管腺體（內分泌腺）所組成，荷爾蒙又稱為激素，是一種化學傳導物質，自腺體分泌出來後，藉由體液滲透到微血管內，由血液經由循環系統運送到身體各個器官而產生作用。

內分泌系統是人體內非常精密的系統，負責體內的溝通與協調，它掌管了人體許多的運作，主要的內分泌腺體包含：下丘腦、腦下垂體、松果腺、甲狀腺、副甲狀腺、胸腺、腎上腺、胰島腺、卵巢、睪丸（**圖 6-9**）。

(一)內分泌系統的功能

1. 維持身體的恆定：內分泌系統有維持人體內部恆定的功能，刺激或抑制細胞內的化學變化，使身體處於恆定狀態（與神經系統搭配運作）。
2. 啓動生殖機能：內分泌系統分泌激素（荷爾蒙），刺激卵巢排卵以及維持整個孕程中的環境穩定，甚至生產時啓動分娩機制和哺乳期間的乳汁分泌。
3. 身體結構發育：透過激素調節身體以促進性成熟。

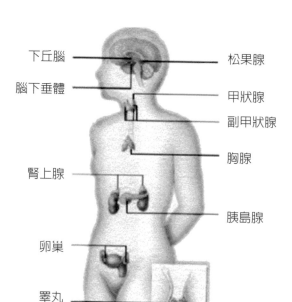

下丘腦 —————— 松果腺

腦下垂體 —————— 甲狀腺

—————— 副甲狀腺

—————— 胸腺

腎上腺 ——————

—————— 胰島腺

卵巢 ——————

睪丸 ——————

圖6-9　內分泌系統

　　內分泌腺體與內分泌組織一同支配和分泌體內所有的荷爾蒙，對人體機能的運作和健康的維持有很大的影響。每種荷爾蒙的分泌量都必須在正常範圍值內，才能確保人體各機能（甚至心理情緒）運作正常，當荷爾蒙的分泌量過多或過少時，都會引發各種疾病。

(二)精油與荷爾蒙有許多相似之處

　　1.都含有化學物質。

　　2.都經由血液運送。

　　3.都能使身體各項機能正常化與規律化。

　　4.都會影響我們身體與心理的舒適。

　　5.都能直接或間接地影響身體。

(三)芳療對內分泌系統的幫助

1.改善經前症候群與更年期症狀。

2.刺激子宮收縮幫助生產。

3.精油能影響內分泌腺分泌荷爾蒙,幫助婦女懷孕。

4.刺激荷爾蒙產生或加以平衡,讓內分泌系統恢復成平衡狀態。

(四)對內分泌系統有幫助的精油

1.花類精油及茴香含雌性激素,可改善經前症候群與更年期症狀。

2.玫瑰與茉莉對生殖系統能直接地作用。

3.天竺葵能刺激腎上腺皮質分泌荷爾蒙。

4.快樂鼠尾草、薰衣草、香水樹都能幫助降低血壓。

二、生殖系統

　　生殖系統是生物體內和生殖密切相關的生殖器官成分的總稱,也是人體各大系統中,男女性差異最大的一種,會依性別而有顯著的差異,這也是生殖系統與其他系統最大的不同點。男性與女性各有獨特的生殖器官與機制(**圖6-10**、**圖6-11**),生殖系統除了讓我們區分男性與女性的性別之外,更是延續生命、傳遞香火最重要的機制所在。兩性生殖系統的差異是從兩個個體中的基因組合出新的一組基因,而生殖是雙方基因結合後逐漸成長為一個新生命的複雜過程。

(一)男性生殖系統

　　男性生殖系統主要功能是提供精子與女性卵子受精。主要器官包括:陰囊、睪丸、前列腺、精囊、輸精管、陰莖、尿道、副睪。

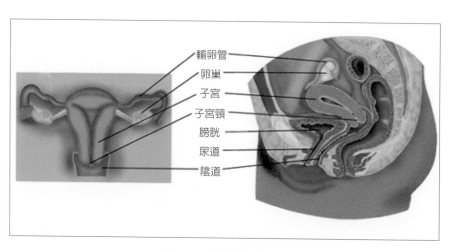

圖6-10　女性生殖系統

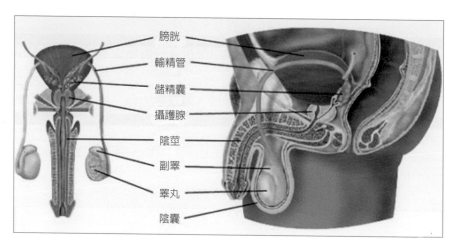

圖6-11　男性生殖系統

(二)女性生殖系統

　　女性生殖系統主要功能是分泌性荷爾蒙及提供孕育新生命的環境。
主要器官包括：子宮、卵巢、輸卵管、乳房／乳腺、陰道、陰唇、陰
蒂、尿道。

(三)生殖系統的功能

1. 製造性細胞：男性從青春期開始會由睪丸產生大量精子；女性出生時卵巢內已有大量的卵子，直到青春期才會開始每個月產生一顆成熟的卵子排入輸卵管。
2. 提供男女性細胞受精之處：精子與卵子在輸卵管內結合後形成一個單細胞，來自父母二人的遺傳物質也會結合在一起。
3. 孕育胎兒：在整個孕程中，生殖系統擔負起保護胎兒安全和維持胎身營養輸送的工作。

(四)芳療與精油對生殖系統的幫助

1. 調節與平衡荷爾蒙分泌：天竺葵、快樂鼠尾草、玫瑰。
2. 調節中樞神經系統：純正薰衣草、乳香。
3. 止痛/抗痙攣：黑胡椒、快樂鼠尾草、苦橙葉、玫瑰、天竺葵、薄荷。
4. 抗菌清潔：茶樹、尤加利、紫檀、薰衣草、白千層、檀香、佛手柑。
5. 舒緩壓力：純正薰衣草、羅馬洋甘菊、橙花、佛手柑。

三、泌尿系統

泌尿系統是人體最重要的排水系統，人體的泌尿器官包括腎臟、輸尿管、膀胱和尿道，其中腎臟負擔泌尿系統的主要任務，負責過濾血液中的雜質，維持體液與電解質的平衡，最後產生尿液經由後續管道排出體外，其他器官則是負責暫存尿液和尿液流經的管道（**圖6-12**）。泌尿系統的運作正常可穩定血液酸鹼值及調節細胞組織內外水分的含量。

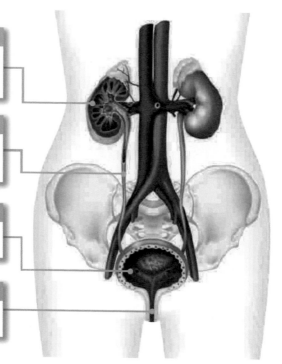

圖6-12 泌尿系統

(一)泌尿系統的功能

1. 調節平衡：去除血液中過多的鹽分和水分，維持血液與體液濃度的平衡，以及調節血壓的穩定。

2. 排除廢物：去除廢物與血液中外來的化學物質。

3. 促進紅血球生成：腎臟會釋出一種名為「紅血球生成激素」的荷爾蒙，刺激身體製造紅血球。

4. 幫助調節鈣的恆定：腎臟會釋放出一種名為「骨化三醇」的荷爾蒙，這是一種活性維生素D_3的分子，有助於身體吸收鈣質。

(二)芳療與精油對泌尿系統的幫助

1.殺菌清潔：茶樹、紫檀、薰衣草。

2.消炎：德國洋甘菊、羅馬洋甘菊、檀香、佛手柑。

3.排毒利尿：杜松、絲柏、天竺葵、葡萄柚。

4.調節循環：檸檬、玫瑰、苦橙葉。

5.舒緩壓力：穗甘松、安息香、純正薰衣草、甜橙。

課後複習六

1.皮膚有哪六大功能？

2.請列出精油進入人體的途徑。

3.請列出精油與荷爾蒙五種相似之處。

4.請填妥下表：

身體系統	有幫助的精油
皮膚系統	
呼吸系統	
心血管系統	
淋巴系統	
內分泌系統	
神經系統	
肌肉與骨骼系統	

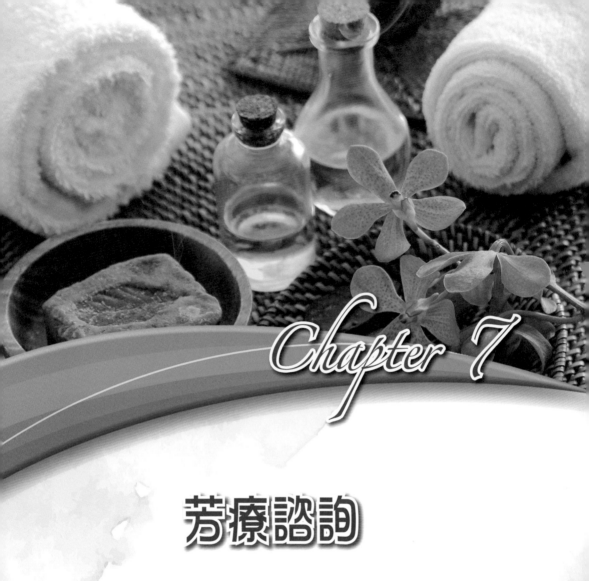

Chapter 7

芳療諮詢

- ❀ 諮詢的目的
- ❀ 諮詢表格
- ❀ 記錄建檔與維護

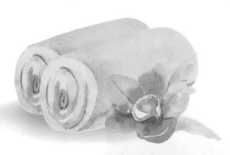

第一節　諮詢的目的

一、諮詢的重要

　　芳療永遠從諮詢開始，諮詢是整個芳香療程中很重要且必要的一個環節，顧客一進門的瞬間芳療師就應該開始觀察顧客的一舉一動、顧客的個性與身體表現出的語言，每個細節都能幫助芳療師更瞭解這個顧客。

　　一位優秀的芳療師應該是一位好的傾聽者，他會仔細聆聽顧客的需求，以同理心協助顧客自己解決問題，或是願意接受芳療師的幫助。芳療師在諮詢的過程中，應「多聽」、「多觀察」、「少說話」，表現出溫和友善的態度與專業的知識，使整個療程能順利進行，並達到實質的效果。

　　芳療諮詢是芳療師瞭解顧客的前奏，需透過雙方的合作與良好的溝通才能取得最好的結果。專業的芳療師在療程進行前必須非常確知顧客身心靈的狀況，才能達到顧客的需求而有滿意的服務。

二、諮詢的目的

1.與顧客之間應相互尊重與信任並建立良好的關係。

2.向顧客說明什麼是芳香療法，精油如何使用及注意事項。

3.依據諮詢的內容，評估顧客是否適合進行芳療，或是必須請顧客去看專業的醫師。

4.依據諮詢的內容，決定顧客是否需要特別護理，芳療的方式是否應有所調整。

5.經過與顧客的溝通，確定顧客對於芳療的認知及這次來訪的原

因，最後芳療想要達到的目標。

6.經過諮詢與溝通，讓顧客同意整個芳療的規劃。

7.回答顧客的疑問，減輕顧客對於芳療的任何疑慮。

三、如何進行芳療諮詢

1.芳療諮詢可以幫助芳療師盡可能地瞭解顧客的狀況與需求，進而決定芳療對顧客是否是適當的，以及是否應該在下一階段轉給專業醫師處理。

2.根據諮詢中所獲取的資訊，芳療師便可以根據顧客生理與情緒的狀況來選擇及調配精油，並規劃符合顧客需要的療程。若芳療師依諮詢內容發現顧客目前狀況並不適合進行芳香療程，也必須向顧客作詳細說明。

3.一個專業的芳療師應該培養良好的溝通能力與應對顧客的技巧，除了盡可能獲取最詳細的資訊來作芳療的判斷外，也應該與顧客建立良好的關係，同時讓顧客對你有一定程度的信任。

4.芳療諮詢應完整記錄，包括顧客的生活型態、情緒狀況、飲食習慣、家族病史、目前所進行的醫療行為、目前服用的藥物、此次芳療的原因、對芳療的經驗及個人詳細的資料等。

5.若有特殊病症，在醫生沒有同意的情形下，不建議進行芳療。

6.如果醫生同意您的顧客可以進行芳療，根據專業上的禮儀應該要將顧客的進展與芳療的成果告知醫生。

7.從諮詢得到的資訊，將讓芳療師知道應該使用哪幾種精油對顧客是最好的選擇。

8.特別要記得諮詢應該是要持續進行的，即使是老顧客，在每次芳療前都應再做一次詳細的諮詢，每一次的芳療規劃都應該考慮當下的各種需要，隨時更新顧客與芳療相關的各項細節。

芳香療法

第二節　諮詢表格

顧客諮詢紀錄表

顧客編號：	填表日期：　　年　　月　　日

姓名：	性別：	生日：
職業：	電話：	地址：
家庭醫生：	醫院電話：	醫院地址：

醫療細節——您是否現在或曾經有下列症狀：

1.皮膚問題：
　□油性膚質　□青春痘　□粉刺　　□疤痕　　□油性髮質　□頭皮屑
　□乾性膚質　□小皺紋　□妊娠紋　□肥胖紋　□橘皮組織
　□黑斑／雀斑　□過敏紅腫　□皮膚炎　□牛皮癬　□濕疹　□香港腳
　□灰指甲　　□中性膚質　□其他

2.循環問題：
　□靜脈曲張　□水分滯留　□腿部浮腫　　□淋巴腫大　□心悸
　□心律不整　□胸悶　　□血壓不正常　□其他

3.肌肉、神經、關節問題：
　□頸肩痠痛、僵硬　□腿部痠痛　□腰痠　□坐骨神經痛
　□風濕關節痛　　□扭傷　　□拉傷　□骨折　□其他

4.呼吸系統問題：
　□支氣管炎　□感冒　　□咳嗽　□久咳　□喉嚨痛　□氣喘　□鼻塞
　□流鼻水　　□鼻竇炎　□發燒　□其他

5.消化系統問題：
　□便秘　□脹氣　□腹瀉　□消化不良　□胃痛　□胃酸過多
　□口臭　□痔瘡　□其他

6.泌尿系統問題：
　□膀胱炎　□尿道炎　□頻尿　□搔癢　□其他

7.神經系統／壓力問題：
　□頭痛　□偏頭痛　□失眠　□焦躁　□抑鬱　□神經緊張　□癲癇
　□壓力大　□其他

8.內分泌系統問題：
　□更年期問題　□經前症候群　□經血過多或過少　□其他

9.生殖系統問題：
　□懷孕，幾個月___　□哺乳中　□攝護腺　□性方面的健康問題　□其他

10.慢性疾病：
　　□糖尿病　□高血壓　□心臟病　□個人或家族遺傳性疾病 _____
　　□其他

11.目前是否在進行任何的治療？

12.目前服用的藥物：

13.是否有意外傷害或大傷口？

生活型態：

1.每天喝多少水？

2.每天喝幾杯咖啡或茶？

3.是否抽菸？　□否　□是，每天抽多少？ _____

4.是否喝酒？　□否　□是，每週幾次？ _____

5.每週做幾次運動？ _____ 次，做什麼運動？ _____

6.三餐是否定時定量？　□是　□否，每天幾餐？ _____
　　是否每天排便？　□是，每天 _____ 次　□否，幾天一次？ _____

7.有什麼興趣或活動？

8.平時如何釋放壓力？

9.之前有接觸過芳療或其他輔助療法嗎？（何時？效果如何？）

10.目前在進行何種輔助療法？　□無　□有，請描述細節

今日所調配的精油：

今日所為您設計的療程：

居家保養與建議：

療程同意書（請詳閱）

　　我在此聲明我給予的資料都是正確的，同時我瞭解我目前的健康狀況及家族病史等資訊，我同時同意芳療師為我調配的精油可以用於身體按摩、吸入或薰香。如果療程後芳療師建議我居家保養所使用的精油，我也將會遵循芳療師給我的產品使用指南。若我有任何負面及不適的反應，我會馬上告知芳療師。我清楚知道並接受芳香療法並不能治癒疾病，它是協助自然療癒的過程。我充分被告知有關任何芳療禁忌事宜，因此我願意配合進行芳香療法。這裡的資料都會保密，請安心享受療程。

顧客簽名： _____

芳療師： _____

第三節　記錄建檔與維護

　　應該為每一位顧客每一次都進行完整的芳療諮詢，記錄要精確且需隨時更新，所有的記錄都要機密地保存，芳療師也負有保密的責任。

　　芳療師在進行完療程後，將療程中的所有觀察、顧客的意見反應及自我檢討的部分都必須詳細記錄下來，每一次療程的註記欄都要寫下當日的日期並記錄重點。芳療師可記錄所有的觀察、注意事項、療程心得等，但不可用顧客諮詢表當成個人情緒抒發的空間，也不可以與其他同事討論顧客的個人資料、身體狀況及顧客個人之隱私，應保持職業道德，尊重顧客。

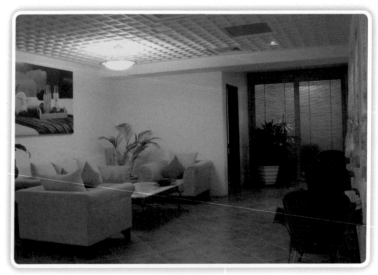

溫馨諮詢室

精油調配記錄表

姓名：_____ 日期：_____

欲改善症狀					
療程所使用精油			居家保養用精油		
高音	中音	低音	高音	中音	低音
基礎油用量 / 濃度			基礎油用量 / 濃度		
今日療程			未來療程規劃		

備註：

課後複習七

1.請列出芳療諮詢的目的。

2.為什麼芳療師必須完整及精確地記錄芳療諮詢的內容？

3.請試著完成兩個精油諮詢案例及寫出兩份精油調配紀錄表。

Note…

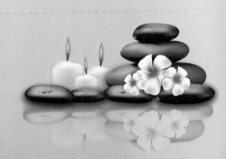

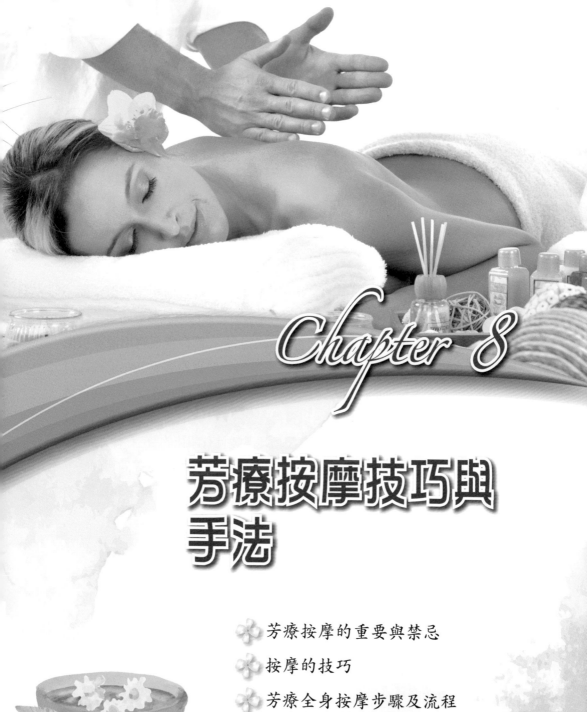

Chapter 8

芳療按摩技巧與手法

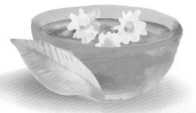

* 芳療按摩的重要與禁忌
* 按摩的技巧
* 芳療全身按摩步驟及流程

第一節 芳療按摩的重要與禁忌

一、觸覺的魅力

當嬰兒哭鬧時，我們的第一個動作都是將寶寶抱起並輕撫背部，所以當寶寶被擁抱時，感受到舒適、溫暖，有被保護的感覺時會停止哭鬧；同樣的，老人醫學研究報告也指出，老人們經常反應出渴望被撫摸的傾向；人若缺乏被觸摸，往往有情感被剝奪的感覺。在現代高科技、充滿緊張壓力的時代裡，人都有感覺無助及被孤立的孤獨潛在危機意識，其實也都期待被撫觸，以獲得安全、滿足及被需要的慰藉。芳香按摩療法透過芳療師不同的按摩技巧及溫暖且有韻律的雙手，再搭配植物精油神奇的療效，讓身體與心靈被肌膚接觸的微妙感覺重回我們的生命，不但可以舒緩工作上的壓力，也使身心靈徹底的放鬆，釋放沉重壓力，重新獲得能量。

二、芳香按摩的藝術

按摩是一種接觸的科學藝術，不同的國家、區域、民族建構了不同的按摩理論與手法，按摩可以運動及舒緩緊張的肌肉、刺激神經系統及改善血液與淋巴系統循環，並活絡身體的脈管，達到身心靈放鬆的目的。芳香按摩是將精油導入身體系統最有效的方法，對操作的芳療師本身也具有療效。芳香按摩有三個主要的效益：

1. 幫助精油吸收進入人體的血液與淋巴系統的循環中，加速新陳代謝，排除體內毒素。
2. 活絡脈管、安撫神經系統、改善情緒問題、提升睡眠品質、減少頭痛現象。
3. 按摩屬於被動式的運動，可以舒緩肌肉痠痛、解除肌肉僵硬的現象。

　　各個國家都有不同理論的按摩手法，種類很多，在台灣，業者引進了各種不同手法的療程，每個客戶可以依據自身個別的需求選擇不同的按摩手法的療程，每種手法都對身體有不同的幫助，都是讓身體能達到平衡的狀態。

　　各國按摩的種類：

(一)歐式按摩

　　歐式按摩也稱瑞典式按摩，是由19世紀瑞典的生理學家彼赫‧亨利克‧林（Per Henrik Ling）所創，此按摩法運用了長行深推、肌肉揉捏、手掌呈現拱式的拍打等，通常從腳底開始按摩（因為腳是離心臟最遠的地方，循環最慢），再來沿著血液流向心臟的方向推動，它是有節奏及韻律地運用緩慢、服貼及連貫的按摩手法來協助修復運動傷害、收縮毛孔、緊緻肌膚、促進血液與淋巴系統的循環、舒緩肌肉緊張、安撫神經系統、放鬆情緒及解除焦慮。

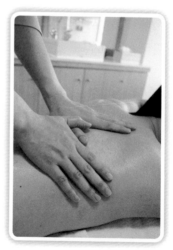

歐式按摩

(二)中式按摩

中式按摩起源於唐朝,以中醫理論為基礎的按摩方式,用拇指、手掌、手肘等部位,在各個經絡及穴道進行摩擦、搓揉、點、梳、抓、壓等的按摩手法按摩,此法可以打通被阻塞的經絡並刺激穴道,經絡與穴道又是身體各器官的反射區,所以平時多加按摩,可以活絡各器官,解除痠痛與疲勞,達到保健之功效。

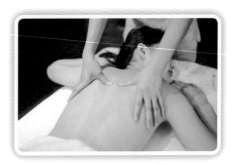

中式按摩

(三)美式按摩

美式按摩較常以油壓的按摩手法進行,利用肌膚塗油而減少摩擦力,此法可以加強血管、肌肉、皮膚、神經上的刺激,快速恢復疲勞。目前美國NAHA國際芳療證照也是全球多國認證的國際證照,在台灣也受到教育部的認可。

(四)英式按摩

英式芳療按摩是一種結合淋巴引流及部分肌肉按摩組成的手法,手法緩慢、細緻、輕柔,在身體各區域重複節奏穩定輕緩的運行,由背部出發,至肩、頸、頭、上肢、下肢、腹部及臉部。巡行之幅員遼闊,但手法有禮不帶侵略性。英國早已將精油運用在日常生活與美容美髮上,也是最早設立芳療學院的國家,可說是芳香療法發展第一大的國家。英國IFA國際芳療證照目前也是全球最具公信力的芳

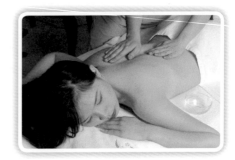

英式按摩

療證照。

(五)澳大利亞按摩

按摩在澳洲是醫療保健的行為,他們會利用各種天然的植物、紅土、鹽等結合按摩療程,也設有許多水療按摩,並配合海泥敷臉或敷體來保養皮膚,在澳洲得到按摩治療師的證照是一大就業保障。澳洲因盛產尤加利及茶樹,利用精油結合按摩,使得澳洲成為芳香療法發展第二大的國家,政府也大力推廣芳療證照,芳香療法發展卓越。

(六)泰式按摩

泰式按摩為泰國古代醫學文化之一,擁有四千多年歷史,古代泰國皇族利用它作為強身健體和治療身體勞損方法之一。泰式按摩以拉推、扳壓、按壓、揉拿、踩為主,利用手指、手臂、膝部和雙腿等按摩被操作者的穴位,又在肌肉和關節上按壓及伸展,以增加關節活動、肌肉放鬆,促進血液循環、身體各系統運作正常,令身體、精神和心靈回復平衡。泰式按摩有一點中式推拿與指壓的手法,也融合了印度瑜伽的動作,可以說是融合泰國、中國、印度等地傳統醫學所發展出來一套獨特的按摩技法。

(七)印度按摩

受到古印度阿育吠陀(Ayurveda)醫學體系的影響,按摩方式將溫熱的特製草藥油滴在髮際線,使溫油流至眉心,透過草藥油流動使大腦放鬆,緊接著進行印度式的頭部按摩,草藥油可改善眼部疾病、偏頭痛和失眠,在印度,產婆甚至會幫產後孕婦及胎兒按摩,據說可讓胎兒骨骼健康及產後孕婦不會有關節痛、風溼、過敏等情況。

(八)埃及按摩

埃及按摩偏向歐系的按摩手法,埃及因位處沙漠地帶,故有沙浴

SPA的誕生，因沙子溫度高可激發礦物質，達到改善皮膚新生、促進細胞活化、減少皺紋、減輕骨頭及關節疼痛的功效。因此按摩結合沙浴是埃及SPA的特色。

(九)日式按摩

日式按摩運用先按壓再揉推的手法，並因深受中國的影響故運用了中國針灸穴位的方式進行指壓按摩，利用自己身體的頭、手為支點對被按壓者的部位進行槓桿施力，一動一靜，十分有律動感。

(十)玻里尼西亞熱石按摩

Taurumi是玻里尼西亞傳統的療癒按摩術，自古以來他們以一種近乎擁抱、感受愛的按摩方式來療癒身心，注入能量。玻里尼西亞人利用採拾當地經億萬年歲月沉澱、風雨磨蝕的古老夏威夷火山熔岩石頭，結合古老的玻里尼西亞式身體按摩術，形成一種特殊的「玻里尼西亞石頭推拿術」。玻里尼西亞的按摩術可以代謝多餘的水分，防止神經痛並且放鬆肌肉，現在的熱石按摩也會在石頭上淋上精油，此方法在歐美廣為盛行。

(十一)夏威夷按摩

Hawaiian Lomi Lomi按摩手法是用小臂來按摩，力度比較大，可以使肌肉達到更深層放鬆，它有如波浪一層層通過的感覺，在身體連貫地進行按摩，讓你可以深度的放鬆。Lomi Lomi在夏威夷語中就是按摩的意思，但這種按摩富含著「愛」的情緒。就是按摩者不只是在放鬆你的身體，而且是將感情投入在按摩中，同時也會在按摩的過程中，引導你想像自己的身體正在恢復到最好的狀態，這種按摩裡參與冥想，對身體的改善也很大。Lomi Lomi按摩能促進血液循環、刺激淋巴系統排毒、放鬆肌肉組織，消除焦慮、擔憂、恐懼及消極思想。

(十二)韓式按摩

韓式按摩常運用熱石、熱水袋放置在關節或是易受寒的脊椎骨，待毛細孔張開後，按摩師會在手上淋上熱的按摩油或其他草藥液體進行按摩，另外韓式的鬆骨為透過扳、伸展、推擠鬆解關節的動作，改善軟組織損傷及各骨關節勞損。

(十三)印尼按摩

印尼按摩的手法非常輕柔，按摩手法為擠、捏、壓，並在身上塗抹大量的精油、鮮花草藥泥，能改善腹脹、增加消化系統功能。巴里島SPA沿襲近七個世紀的皇室古風，傳統療法特別講究，最有名而盛行的SPA方式，露露（Lulur）SPA可謂當仁不讓。

(十四)越南按摩

越式按摩非常細膩又重力道，特別會有用腳來施行踩背的按摩技法，在療程中會用切片的黃瓜敷在肌膚上達到保濕美容的效果。

三、何謂正確的按摩接觸

人在脆弱無助需要安慰時，輕輕的被撫摸頭部或輕拍肩膀，都可以使人感到開心與安心。常被按摩的動物會具有較強的免疫力，接觸（按摩）是心靈上的溝通交流；藉由人的按摩與機器的按摩最大的不同則是，人的手有體溫、有能量，被碰觸的部位因為溫度可解除痛處並可幫助精油吸收，撫觸對心靈上的幫助是可解除焦慮、安撫緊張及增加自信心；按摩是撫觸的延伸，若醫生多對病人撫觸，可增加醫療的功效，按摩是芳療最重要的一環，芳療按摩可以舒緩焦慮與緊張的情緒，釋放沉重的壓力，在按摩中若能短暫深層的睡著，比平常長時間的睡覺，其放鬆及補充能量的效果更佳。

四、芳療按摩的原理

按摩的目的是促進血液及淋巴的循環、排毒，抒解心理、生理的焦慮。按摩的流暢很重要，不可隨意離開客人的身體，按摩的方向由腳底開始推向心臟；不順暢的按摩反而會有反效果。芳療的按摩沒有敲打的動作，主要是希望客人在療程中可以放鬆睡著，敲打會突然嚇到客人，反而會影響整個療程而造成反效果。一般芳療按摩是有韻律、輕緩的按摩，力道不可太大，淋巴按摩手法非常輕柔，沒有指壓的動作，指壓力量及按摩力道太重會影響淋巴循環系統；經絡及穴道按摩手法力道則會稍重一些，以刺激穴道，促進經絡的循環，芳療按摩因有加入精油，所以具雙重效果。

五、按摩的主要因素

按摩時必須注意按摩的接觸性、持續性、連貫性、韻律感、速度、力道及服貼，一般來說，淋巴按摩速度韻律為四拍，瑞典式肌肉按摩韻律為三拍；芳療師需先調整自己與客人的呼吸，必須同時吸氣及呼氣，

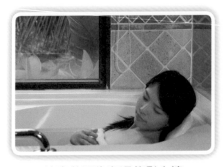

按摩前可先泡澡放鬆心情

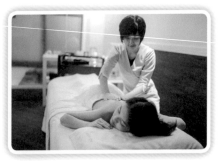

芳療師藉由芳香按摩引導客人進入心靈世界

才不致影響客人與芳療師自身的循環。開始按摩後芳療師的手一觸碰到客人的身體即不可隨意離開，直到一個部位的動作結束，否則對神經末端放鬆會有影響，客人也會有不安的感覺；順暢有韻律感的按摩像跳舞一樣，完整的按摩不可太快也不可太慢，要跟著音樂的節奏、節拍來進行。怕癢、抗拒者的客人可使用放鬆肌肉的精油，先泡澡或泡腳可解除戒心，芳療師藉由芳香按摩慢慢引導客人進入心靈世界。

六、被操作者及操作者的舒適

1. 操作的環境必須要有溫暖的感覺，不能有干擾的事物，例如噪音或有人走動，雙人在同一療程室一起做療程時，兩位芳療師不可以聊天，也盡量不要與客人聊天，以免影響呼吸。
2. 按摩床很重要，按摩床高度必須符合操作者的高度，以手握拳下的高度為準，高低會影響操作者的肩頸、腰部，姿勢不良易造成操作者腰痠背痛等現象。正確的按摩姿勢需蹲馬步或前跨。
3. 客人做完按摩若出現頭昏、肌肉痠痛、水腫等現象，有可能是因為躺太久，只要稍作休息即可。
4. 芳療師應確定手部及指甲的乾淨（不可留指甲及擦指甲油），穿著服裝以寬鬆舒適為主，不可穿高跟鞋或會發出聲響的鞋子，除了會影響按摩的速度也會影響客人休息。
5. 芳療師操作時需全神貫注，芳療師的心情會影響到客人的心情，不好的情緒會透過手傳達給客人，即使芳療師的按摩手技很好，客人一樣會感覺不舒服的，所以操作芳療時需保持良好心情。
6. 芳療師進行療程前，可使用乳香精油，能穩固能量中心，操作前先做暖身操、冥想，使心情保持愉快，操作後可使用杜松精油及甩手，可加強體內毒素的排出。
7. 對於顧客方面，注意空調溫度，毛巾要蓋住沒有按摩的其他部

位，客人才會有溫暖及安全感；客人做背部按摩時，足踝處可墊毛巾，避免腳背撐著不舒服，正面時後膝也可墊毛巾，適時給客人舒適的感覺。

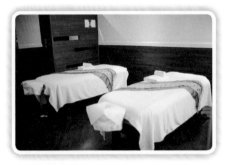

按摩床高度必須符合操作者的高度

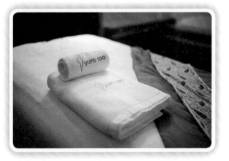

適時使用毛巾讓客人感到溫暖及安全感

七、營造良好的芳療按摩環境

1. 室內溫度要適中，光線要柔和。
2. 室內可用精油薰香。
3. 隔絕所有不必要的噪音。
4. 雙手在按摩前要清洗乾淨，若雙手較冰冷，可泡溫水或以熱毛巾熱敷，使手溫升高後再操作療程，以避免刺激到客人。
5. 播放輕音樂，芳療師隨著音樂的韻律帶領客人深層放鬆。
6. 冬天時可先溫熱按摩油，但不可太燙，且按摩油要置放於伸手可及之處，使療程順暢。

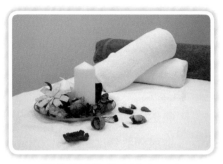

營造舒適的芳療按摩環境

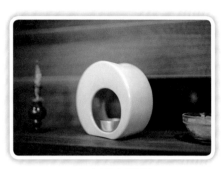

室內要有薰香

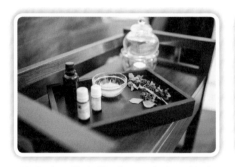

按摩油要放在伸手可及之處，使療程順暢

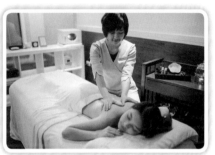

芳療師應穿著寬鬆易操作的衣服

八、按摩的生理效應

1.皮膚作用：人體的皮膚到處都布滿觸覺接收組織，使得人類的觸感異常敏銳。芳香按摩可以促進皮膚細胞再生，增加皮膚彈性，使皮膚光滑柔嫩；芳香按摩也可以舒緩發炎的皮膚，安撫及鎮靜皮膚。

2.神經系統作用：神經系統是由神經元的聯絡網所組成的，它具有感受刺激和傳導興奮的功能，由腦部傳輸指令給其他器官；脊神經由脊髓發出，主要支配身體和四肢的感覺、運動和反射。芳香

按摩係使用手指輕巧的揉壓，梳理脊神經，平衡神經系統，使腦部的指令得以順暢的傳遞，身體各器官也得以獲得平衡，維持身體的健康。

3.肌肉關節作用：當肌肉或關節缺乏運動時，局部的肌肉會產生僵硬的現象，更使得其他大面積的肌肉產生疼痛或麻痺的症狀，甚至會影響內臟產生病理變化。按摩可以運動肌肉，放鬆肌肉僵硬的狀態，並提高肌肉的張力及彈力，按摩也可增加關節韌帶的彈性。

4.血液及淋巴系統循環作用：血液的流動呈流水連續狀，而淋巴液的流動卻是一上一下的抖動狀，淋巴液的流動是因為肌腱的收縮與放鬆，缺少運動的人、常久坐或久站工作的人，血液與淋巴的循環一定較差；另外，精神緊張、壓力大、或喜歡進食精緻食品、肉類、高蛋白質者，通常都是血液與淋巴循環較遲滯，容易產生疲勞、睡很久卻睡不飽、渾身感覺不對勁，芳香按摩可激勵及促進血液與淋巴系統的循環，改善以上狀況。

5.中樞經絡的作用：人體就像自然能量的來源，人體經絡是自由運行的流體，蘊含著人體內的電子能量。人體共有十二經脈、十五別絡，聯繫人體的五臟六腑與四肢軀幹，是運行氣血的路線。按摩可以刺激人體的經絡穴道，活絡脈管，有改善身體不適及保健的功效。

 ## 第二節　按摩的技巧

芳療按摩是以講求放鬆為主的按摩，通常用緩慢的節奏以導引客戶放鬆與壓力的釋放，芳療師的按摩技巧有很多種，包含：滑撫、揉捏、摩擦、按壓等技巧，讓客戶達到深層解壓及放鬆的效果。

一、滑撫

以手掌順著靜脈或淋巴的流
向，緩慢地輕撫，目的是要讓循環
變慢，因此可以提高靜脈與淋巴的
流動，改善整體的循環，加速體內
廢物的代謝，增加皮膚彈性，改善

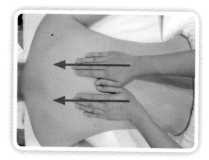

滑撫

毛細孔及皮膚組織養分的吸收，對於知覺末梢神經具舒緩作用，達到放
鬆效果。滑撫動作可以連接不同的按摩動作，提供按摩的連續性，且有
助於精油吸收進入血液循環，是按摩很常用到的手法。

二、揉捏

以單手或雙手柔軟、放鬆的將
肌肉拉提，手法需順暢穩定，施力後
再放鬆，熟練地重複動作。此手法可
增進循環與加速廢物排除，使肌肉緊
實具有彈性，可消除肌肉疲勞及解除
痠痛，放鬆緊繃的肌肉纖維。

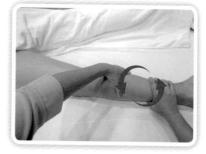

揉捏

三、摩擦

以雙手拇指與食指指腹小幅度
滑撥的按摩動作，施以適當力道將
表面組織推移原處。此動作可以刺
激組織內的循環與代謝，幫助推開

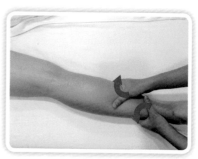

摩擦

皮膚的黏著物，並幫助關節附近的吸收，有提振精神及放鬆的效果。

四、按壓

以雙手拇指或手肘按壓經絡、
穴道或反射區，視客人需求可加重
或放輕力道，此動作可以刺激神經
與清除阻塞之經絡及氣結，放鬆緊
繃的神經及僵硬的肌肉，暢通身體
的經脈與穴道。

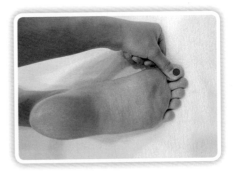

按壓

五、大安撫

以雙手手掌完全服貼的大範圍
由正面向上或向下滑推再由兩側回
包，此動作可用在腿部、手部及背
部，可以安撫緊張的神經與肌肉，
也可作為下一個動作的連接動作。

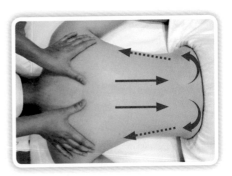

大安撫

第三節 芳療全身按摩步驟及流程

一、療程前準備

1.鋪床：床墊*2（一條鋪床，一條蓋客人）、大毛巾*1、中毛巾*2、
  小毛巾*1。
2.精油：調和之複方精油、油缽。

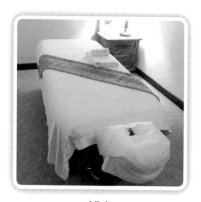

鋪床

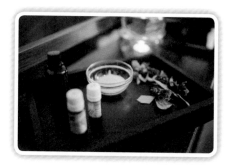

精油

二、調整客人手、腳及包頭

　　將客人引導到療程床正中位置後，蓋上鋪床巾開始進行調整手、腳及包頭的動作。注意，掀開鋪床巾時只需露出欲調整之部位，不可掀開未按摩之部位，以免客人著涼或有不安全之感。調整好後輕柔整齊的蓋回鋪床巾。

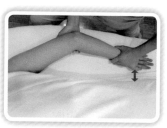

調整手部

1. 調整手部：輕柔地將客人的雙手置於療程床兩側，手擺放呈三角形狀，手掌與身體保持一個拳頭的距離。

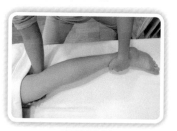

調整腳部

2. 調整腳部：輕柔地將客人的雙腳調整成呈內八形狀以利按摩。
3. 包頭：輕柔地將客人的頭髮包入毛巾內，注意避免拉扯到客人的頭髮，不宜太緊或太鬆。

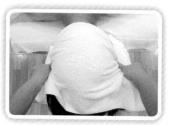

包頭

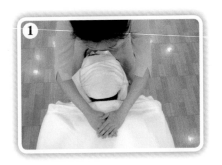

三、療程手法

(一)全身掌壓

1. 調整呼吸：芳療師的呼吸必
   須調整與客人呼吸同步。

2. 雙手放在客人的肩背上告
   訴客人療程即將開始（圖
   ①）。

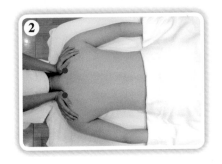

3. 注意觀察客人的呼吸，當客
   人吐氣時雙手掌根按壓肩膀
   兩側斜方肌上之肩井穴、肩
   外俞、肩中俞及大杼等穴，
   力道由內向外壓，雙手交替
   各三下（圖②）。

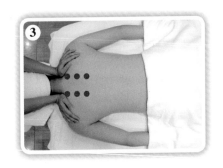

4. 雙手掌根交替沿著脊椎旁之
   膀胱經由肩膀處按壓至肩胛
   處（左右手各三下），再由
   肩胛處按壓回肩膀處（左右
   手各三下）（圖③）。

5. 走至客人左側以雙手手掌交
   替按壓膀胱經，由肩到腰，
   右手先按，左右各三下（圖
   ④）。

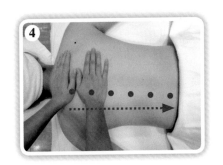

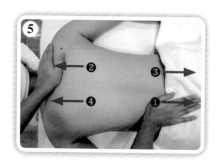

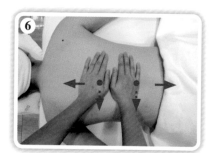

6.右手放在上臀部，左手放在肩
胛骨旁之外膀胱經上，雙手交
替向外展開按壓（1→2），換
邊（3→4）（每邊三遍）（圖
⑤）。

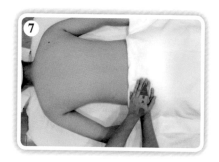

7.下壓背部：右手放在腰與臀連
接處，左手放在上背部，雙
手向下施力同時按壓三下（圖
⑥）。

8.雙手重疊，以掌根往前壓推上
臀部之臀大肌三下（圖⑦）。

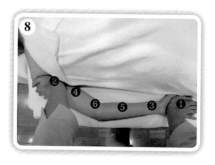

9.手部動作：右手掌根置於客人
左手掌心，左手放在客人上手
臂肩線處，雙手交替按壓至手
肘處（1→2→3→4→5→6），
再由手肘處壓回到手掌心及上
手臂（5→6→3→4→1→2）
（圖⑧）。

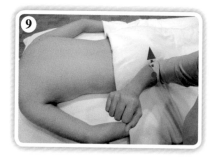

10.以手肘按壓環跳穴三下（圖
⑨）。

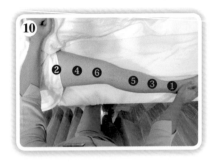

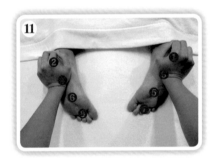

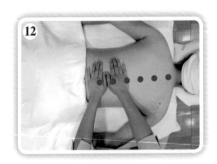

11.腿部：右手手掌滑至足跟，以掌心扣住足跟，左手以下手臂推坐骨處之承扶穴，左右交替按壓三下，接著按壓小腿及大腿，由外至膝膕處（1→2→3→4→5→6），再壓回（5→6→3→4→1→2）（圖⑩）。

12.腳底：由腳跟按壓至腳趾處，左右手交替八下，再由腳趾按回腳跟（圖⑪）。

13.走至客人右側，如動作11按壓客人右腿部。

14.如動作10按壓右側臀部環跳穴。

15.如動作9按壓右手臂。

16.如動作8推右上臀部。

17.雙手掌根交替按壓膀胱經由腰部至肩，左右手各三下（圖⑫）。

18.走至客人正前方雙手交替按壓肩膀，左右手各三下，如動作2（圖⑬）。

19.頭部：雙手四指按壓後腦五個穴道，由瘂門穴開始、天柱穴、風池穴、完骨穴、翳風穴，來回按壓數下（圖⑭）。

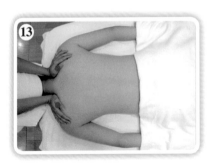

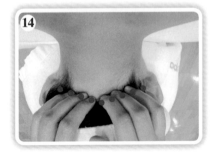

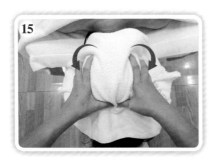
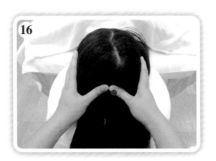

20.四指旋轉整個頭部六至十二下（圖⑮）。

21.大拇指按壓頭頂的百會穴三下，輕撫頭部結束（圖⑯）。

※注意：

1.以上掌壓動作皆是蓋著鋪床巾進行，為方便標註按壓部位，圖片以不蓋毛巾顯示，方便讀者參考。

2.每個動作連接不可間斷，一旦動作開始後至療程結束前，手都不可離開客人身體。

(二)全身精油按摩——背面

◆腿部

1.上油：手沾按摩油先在雙手抹勻後以左右交替方式由小腿滑推至大腿（圖①），再由兩側拉回後轉身由腳底滑出，均勻將油上到整個腿部（圖②）。

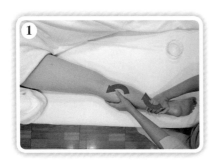
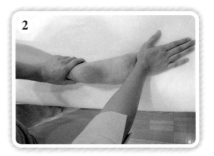

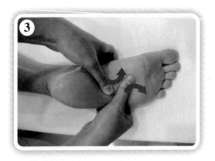

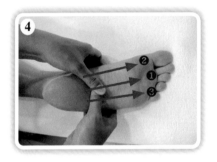

2.腳底：

(1)芳療師面朝客人腳底方向，雙手大拇指左右交替往外滑撥（圖③）。

(2)以雙手大拇指滑推三條線（1→2→3）（圖④）。

(3)以大拇指按壓每根腳趾頭，各三下（圖⑤）。

(4)以拳頭滑推腳底（圖⑥）。

(5)以掌根滑推腳底（圖⑦）。

3.芳療師轉身面朝客人頭部，以大拇指旋轉外側僕參穴（圖⑧）及內側水泉穴（圖⑨）。

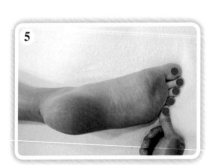

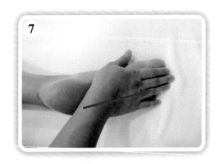

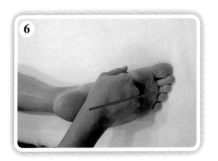

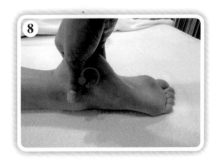

4.以四指沿足踝邊旋轉足踝（圖⑩）。

5.以大拇指交替撥滑扇形由小腿至大腿（圖⑪）。

6.以大拇指同時撥滑扇形由小腿至大腿（圖⑫）。

7.雙手大拇指滑推腿部正面及左右兩側三條經絡，由小腿至大腿，由兩側拉回，注意膝膕處不可按壓（圖⑬）。

8.以雙手拳頭上滑小腿正面肌肉，由兩側拉回（重複三遍）→上滑大腿正面肌肉，由兩側拉回（重複三遍），最後一遍由大腿兩側拉回小腿，注意膝膕處不可按壓（圖⑭）。

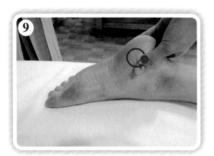

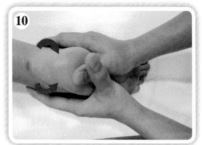

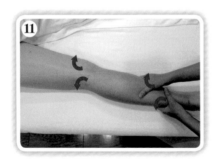

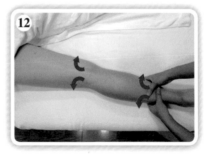

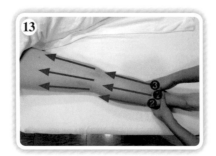

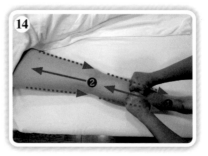

9.以大拇指滑推側面肌肉由小腿至大腿（圖⑮），再由雙手手掌反方向畫半圓拉滑腿部內側，由大腿至小腿（圖⑯）。

10.轉身面對客人腳底，雙手拉滑內側由小腿至大腿各三遍（圖⑰），拉滑大腿最後一遍後接著以大姆指向下推滑外側經絡→至小腿（圖⑱）。

11.再轉身面對客人頭部，雙手大安撫由小腿往大腿方向滑至坐骨按壓承扶穴，回包至小腿由腳底滑出，結束（圖⑲）。

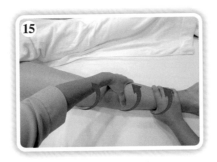

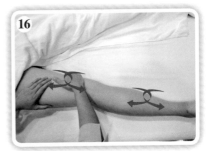

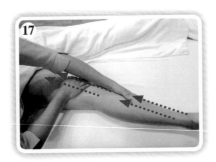

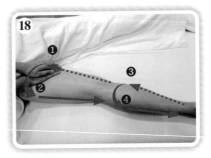

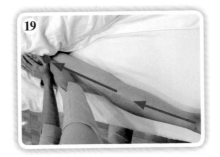

◆手部

1.上油：以手掌交替滑推由小手臂將油勻至大手臂拉回，轉身滑至手掌心，將油均勻上到整個手臂（圖①、圖②）。

2.掌心：

　(1)大拇指左右交替往外滑撥掌心（圖③）。

　(2)雙手大姆指滑壓掌心三條線（圖④）。

　(3)滑推每根手指頭，滑至指腹後按壓（圖⑤）。

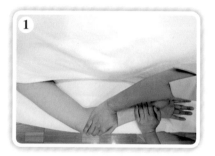

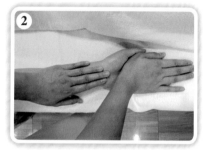

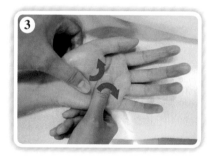

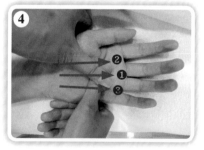

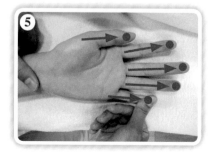

(4)以拳頭滑推掌心（圖⑥）。

(5)以掌根滑壓掌心（圖⑦）。

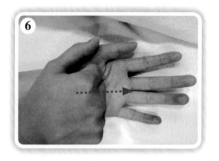
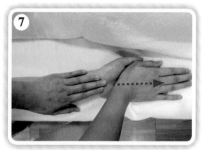

3.手臂：

(1)以大拇指交替撥滑扇形（由小手臂至大手臂）（圖⑧）。

(2)以大拇指撥滑手臂外側經絡，由小手臂至大手臂（圖⑨）。

(3)以大拇指撥滑內側經絡，由小手臂至大手臂（圖⑩）。

(4)以拳頭滑推正面肌肉，由小手臂至大手臂，滑至肩貞穴按壓後
　　再由外側拉回（圖⑪）。

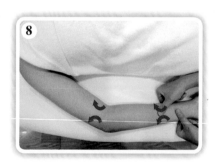
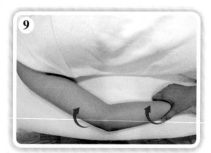
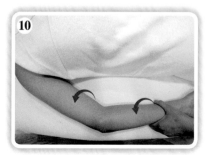
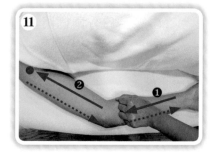

(5)手掌服貼滑撫，由小手臂至大手臂，掌根加強按壓肩貞穴（圖 ⑫）。

(6)轉身，大拇指推滑大手臂外側肌肉至手肘三遍（圖⑬）。

(7)雙手大拇指交替滑撥小手臂至手腕處（圖⑭）。

(8)雙手交替由掌心滑出，結束（圖⑮）。

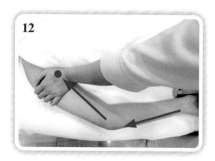

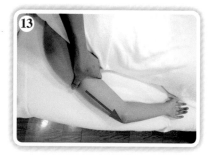

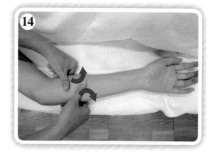

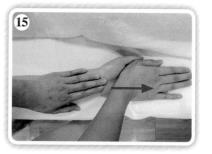

◆背部

　1.上油：以手掌交替滑扇形 由腰至肩分兩側將油勻至 全背，再做一個大安撫（圖 ①）。

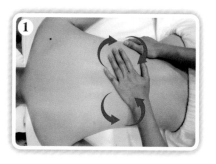

2.雙手重疊（蝴蝶手），以掌心由內往外推滑，由腰部滑至大手臂從腋下身體側面拉回，換邊（圖②）。

3.雙手重疊由手臂外側推滑至肩部再拉至肩胛骨處，換邊，如畫8字（圖③）。

4.雙手手掌服貼，推滑左側背部由腰至肩三遍，換右邊（圖④）。

5.以拳頭推滑左側背部由腰至肩三遍，換右邊（圖⑤）。

6.側身，一手手肘頂住骨盤，一手平面推滑客人左側背部，滑至肩胛骨時以手肘滑推肩胛骨縫至肩膀，再由側邊帶回，重複三遍（圖⑥）。

7.雙手手肘交替向上推滑畫圓，左右手各三遍（圖⑦）。

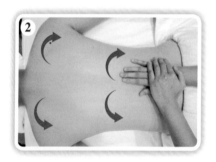

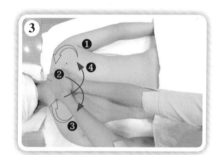

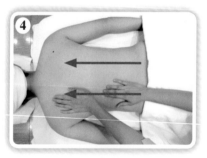

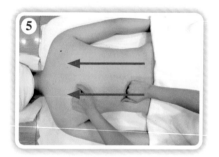

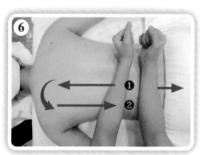

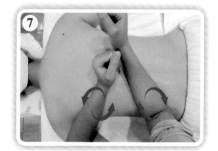

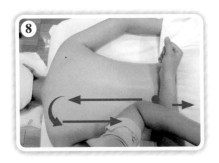

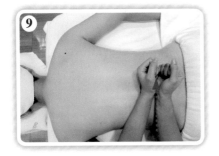

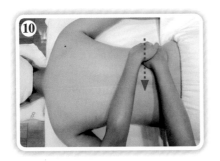

8. 一手手肘頂住骨盤，一手以肘關節推滑內膀胱經至肩部，再由側邊帶回，重複三遍（注意不可壓到脊椎）（圖⑧）。

9. 雙手手肘同時向上推滑單邊背部肌肉（圖⑨），再由另一側以手掌拉回（圖⑩），由腰至肩膀來回一遍。

10. 雙手以大拇指交替撥滑左側背部，邊走邊滑，由左側腰→左肩→右肩→右側腰（圖⑪）。

11. 走到客人右側後重複動作6→7→8→9→10，再撥滑至肩膀處，邊走至客人頭部。

12. 雙手以大拇指交替推滑右側肩胛骨縫，左右手各三遍→換邊（圖⑫）。

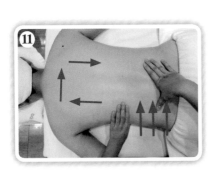

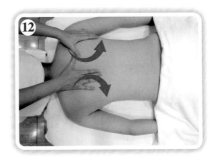

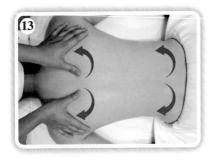

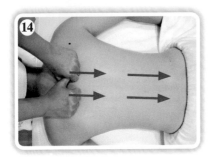

13.雙手以大拇指同時推滑左右膀胱經，由肩向下滑推至腰部，再由兩側回包（圖⑬）。

14.握拳以指關節推滑左右膀胱經由肩至腰三遍，腰部再加強三遍（圖⑭）。

15.握拳以指關節推滑肩膀至大手臂三遍（圖⑮），最後一遍拉回至天柱穴及風池穴按壓三下（圖⑯）。

16.以大拇指旋轉推滑頸椎兩側之斜方肌三遍，換邊（圖⑰）。

17.四指滑壓瘂門穴、天柱穴、風池穴、完骨穴、翳風穴三遍（圖⑱）。

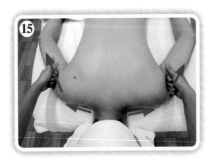

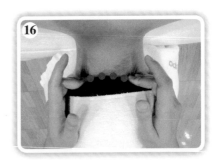

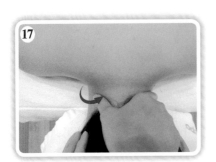

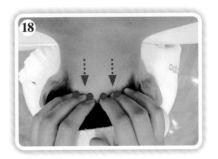

18.四指旋轉按壓頭部六至十二下（圖⑲）。

19.雙手大拇指同時按壓百會穴三下後結束（圖⑳）。

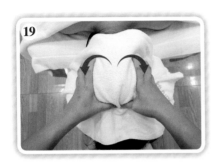
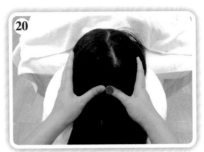

(三)全身精油按摩——正面

◆腿部

1.上油：雙手手掌左右交替往外
　　滑推，由小腿至大腿（圖①），
　　再由兩側拉回滑至腳背（圖
　　②）。

2.腳背：

　　(1)雙手大拇指左右交替往外撥
　　　滑腳背，各三遍（圖③）。

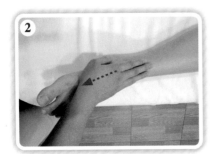
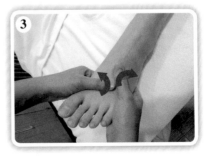

(2)雙手大拇指交替滑推腳背各骨縫三下（圖④）。

(3)以食指及中指夾壓腳趾頭正面及側面，再拉滑每根腳趾頭（圖⑤）。

(4)四指旋轉足踝三遍（圖⑥）。

3.腿部：

  (1)雙手大拇指左右交替滑推外側足陽明胃經及內側足太陰脾經至膝蓋，各三遍（圖⑦）。

  (2)雙手大拇指同時往外撥滑膝蓋上下方各三遍（圖⑧）。

  (3)雙手大拇指左右交替滑推大腿各三遍（圖⑨）。

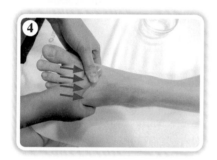
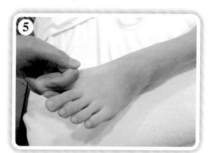
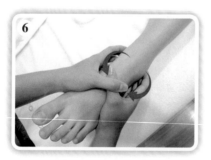
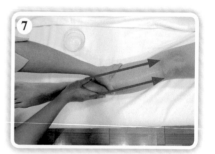
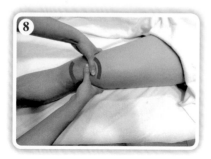
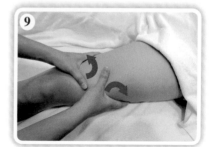

(4)雙手大拇指同時滑推大腿正面肌肉三遍（圖⑩）。

(5)雙手以拳頭滑推大腿正面肌肉，由兩側拉回，各三遍，最後一遍下滑推至小腿（圖⑪）。

(6)以大拇指由小腿外側滑撥足陽明胃經至大腿，各三遍（圖⑫），再以雙手手掌反方向畫半圓拉滑大腿內側至小腿各三遍（圖⑬）。

(7)以雙手手掌由小腿內側拉滑至大腿各三遍（圖⑭），再滑推外側經絡由大腿至小腿各三遍（圖⑮）。

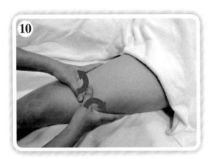

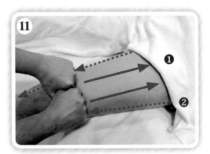

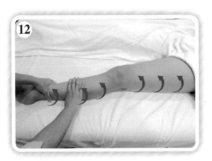

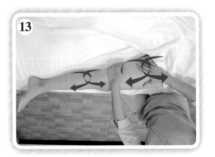

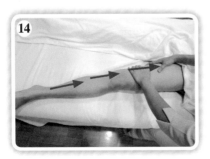

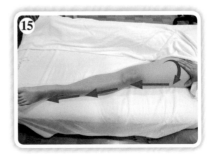

(8)雙手手掌服貼以大安撫動
作由小腿滑推至大腿,再
由兩側回包,重複三遍,
最後一遍一手滑至腳背,
一手滑至腳底,兩手一起
滑出結束(圖⑯)。

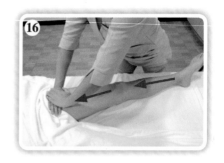

◆手部

1.上油:雙手交替推滑由小手臂至大手臂拉回((圖①)。

2.手背:

(1)以大拇指交替滑推手背三遍(圖②)。

(2)以大拇指滑推每根手指頭的骨縫(圖③)。

(3)以大拇指及食指滑壓指間縫(圖④)。

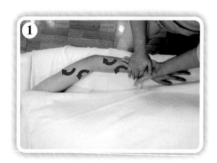
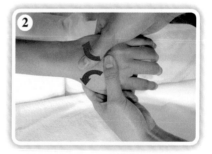
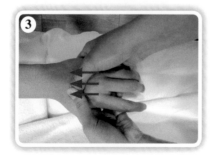
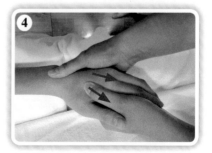

(4)以食指及中指夾壓每根手指頭正面（圖⑤）及側面（圖⑥）。

(5)大拇指交替滑推正面肌肉由小手臂至大手臂，各三遍後回包（圖⑦）。

(6)大拇指以旋轉方式滑推內側肌肉由小手臂至大手臂，各三遍後回包（圖⑧）。

(7)大拇指以旋轉方式滑推外側肌肉由小手臂至大手臂，各三遍後回包（圖⑨）。

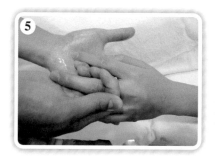
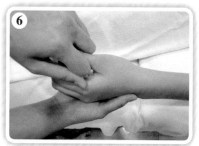

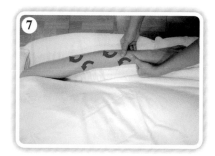
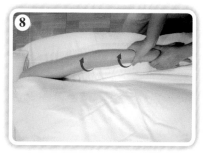

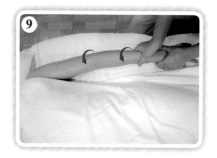

(8)單手拳頭推滑小手臂正面肌再由外側拉回❶，三遍，再滑至大
　　手臂❷，三遍（圖⑩）。

(9)雙手手掌服貼由小手臂滑推至大手臂，按壓中府穴後由外側回
　　包至手背滑出結束，甩手（圖⑪）。

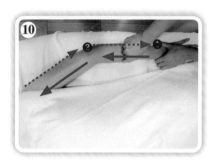 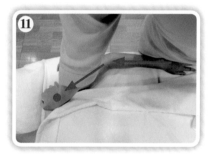

◆前胸

1.上油：雙手沾油後輕放前胸（圖①），並向兩側滑推勻油（圖②）。

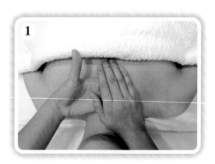 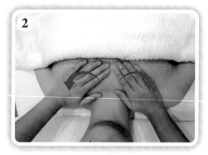

2.右手三指於客人兩乳頭中間之膻中穴輕柔旋轉滑壓三圈（圖③）。

3.以雙手大拇指於前胸由中間向兩側滑推三遍，至中府穴加強旋轉按壓（圖④）。

4.雙手以四指同時劃扇形（圖⑤）。

5.以右手手掌由右側前胸滑壓至左側，再換左手由左側滑壓至右側，各三遍（圖⑥）。

6.雙手四指由肩膀安撫滑至後腦，以中指按壓瘂門穴各三遍（圖⑦）。

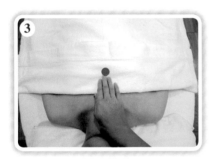

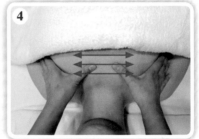

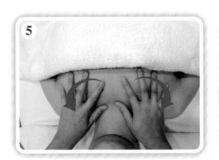

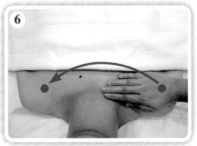

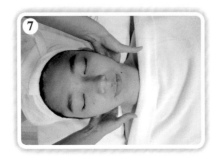

◆頭部

1.左右手交替拉滑脖子兩側經絡三遍後，並按壓完骨穴（圖①）。

2.雙手四指上提並滑推後頸部（圖②）。

3.以四指滑壓後腦五個穴道（瘂門穴、天柱穴、風池穴、完骨穴、翳風穴），來回滑壓數下（圖③）。

4.四指旋轉整個頭部數下（圖④）。

5.按壓百會穴三下，結束（圖⑤）。

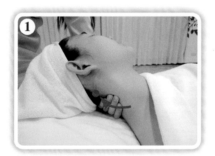

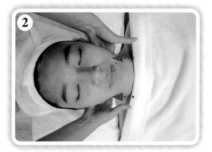

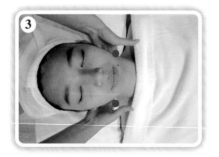

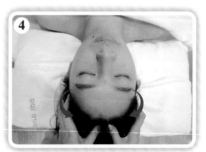

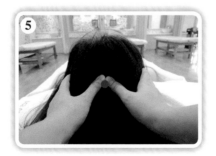

參考書目

《美國NAHA初階芳香療法認證班》（2009）。思博企管顧問公司。

《英國IFA芳香療法認證班》（2010）。思博企管顧問公司。

Ruth von Braunschweig、溫佑君著（2003）。《精油圖鑑》。商周出版社。

牛爾譯（2004）。Chrissie Wildwood著。《芳療聖經》（*The Bloomsburry Encyclopedia of Aromatherapy*）。商周出版社。

王爰懿（2007）。《做自己的芳療師BOOK──120個芳療師的小秘訣》。朵琳出版整合行銷。

如見文化，http://meetculture.com/zh/thermae-sylla-spa/

吳奕賢、程馨慧編著（2012）。《芳香療法》。新文京開發出版股份有限公司。

卓芷聿（2006）。《芳香療法全書》。商周出版社。

卓芷聿（2006）。《精油大全》。大樹林出版社。

松村讓兒（2006）。《圖解人體地圖》。暢文出版社。

范姜慧珍、張娟娟、蕭長青、鄭雅文、廖郁雯、林艾萱、蕭夙真（2012）。《芳香療法》。華格那企業有限公司。

曾俊明編著（2008）。《芳香療法理論與實務》。華立出版社。

黃宜純（2008）。《實用芳療按摩》。知音出版社。

黃薰誼編著（2012）。《芳香療法與美體護理》。新文京開發出版股份有限公司。

源臻芳香照護學院出版團隊譯（2006）。Len Price, Ian Smith & Shirley Price著。《芳香療法植物油寶典》。世茂出版社。

溫佑君譯（1996）。汪妲‧謝勒著。《芳香療法精油寶典》。世茂出版社

維基百科，https://zh.wikipedia.org/wiki/Wikipedia:%E9%A6%96%E9%A1%B5

劉淑女著（2012）。《芳香療法》。群英出版社。

劉富保編著（1990）。《中國美容美髮百科全書8》。金髮獎美容美髮雜誌社。

圖片來源

第一章

芳香療法，理想大地度假飯店YURO SPA館

尤加利，http://photo.pchome.com.tw/flowershome/131115138748

茶樹，http://photo.pchome.com.tw/flowershome/130821605237

希臘名醫Hippocrates，http://www.windturbinesyndrome.com/wp-content/
uploads/2012/09/Hippocrates1.jpg

古代羅馬澡堂，http://image.kejixun.com/2015/0423/20150423074216968.png

阿拉伯名醫Avicenna，http://www.famouspsychologists.org/psychologists/
avicenna.jpg

Ayurveda阿育吠陀療程，http://www.indianmirror.com/indianimages/ayurveda.
jpg

Dr. Rene Maurice Gattefosse，http://www.ki-organics.com/wp-content/uploads/
Rene-Maurice-Gattefosse.jpg

Dr. Jean-Valnet，https://upload.wikimedia.org/wikipedia/commons/thumb/f/f8/
Docteur_Valnet_NB.jpg/160px-Docteur_Valnet_NB.jpg

Marguerite Maury，https://bonhw.files.wordpress.com/2012/04/marguerite_maury.
jpg?w=500

各種不同形式的水柱，http://www.arch-world.com.tw/manage/
VipAddProducts/5504B.jpg

雙人四手精油按摩，http://www.dzwww.com/2010/nsmr/xgbd/201001/
W020100118757489691432.jpg

泰式按摩，http://3.bp.blogspot.com/-MEqThdfcXSA/UeLRZ4TibfI/
AAAAAAAACos/TfU2HgLNgzc/s1600/MAX_6931-1.jpg

嗅覺神經，http://sa.ylib.com/saeasylearn/images/127-3.jpg

大腦邊緣系統，http://8.share.photo.xuite.net/apollo_wu13765/18082
ed/8106109/319921520_m.jpg

第二章

草食性昆蟲，http://img.izismile.com/img/img6/20130911/640/closeup_photos_
of_a_grasshopper_eating_a_plant_640_high_06.jpg

森林大火，http://zhongdu.b0.upaiyun.com/photo/avatar/0cdd4ed3f88645b5b387a

f2b3297f004.jpg

植物萃取部位，http://www.fvm.com.tw/upload/images/QA01.jpg

蒸氣蒸餾法，http://cggzsb.com/zhuanyong/pic/jingy_clip_image004_0000.jpg

壓榨法，http://c.travelfish.hk/uploads/ckfinder/images/prejudice_image03-1.jpg

油脂分離法，http://img4.tuniucdn.com/uploadfile/2013/0218/20130218041105894.jpg

待萃取之玫瑰花，http://img4.tuniucdn.com/uploadfile/2013/0218/20130218035208373.jpg

CO_2萃取法，https://pt.aliexpress.com/item/Supercritical-CO2-fluid-extraction-machine-botanical-extraction-equipment-herbal-extractor/1906114370.html

溶劑萃取法，http://www.2rich.com.tw/aroma/etc/Image/ab_1.gif

樹脂萃取法，http://www.2rich.com.tw/aroma/etc/Image/ab_2.gif

浸泡法，http://modli.ru/uploads/posts/2013-02/1362050777_efirnye-masla.jpg

山金車，http://pic.pimg.tw/remedy/4a25402504ebd.jpg

苦艾，http://plantjdx.com/artemisia_abrotanum1.jpg

黃樟，http://a2.att.hudong.com/47/16/01000000000000119091687462247.jpg

鹿蹄草，http://www.baihuamen.com/d/file/2014/04-02/875193b42a70b0b9d058ce02c11ce7be.jpg

丁香，http://www.yuanlinwang.net/webadmin/Editor/UploadFile/2012428115114978.jpg

蒸氣吸入法，http://new-img1.ol-img.com/feature/021/3686021/081114515/img-subject/part-3/pic4.jpg

氣相層析儀，http://corelab.tori.org.tw/2006/photo/氣相層析儀.JPG

第三章

純正薰衣草，http://pic.pimg.tw/baronylu/20864b7d836eccba497c142e482817b3.jpg

茶樹，http://theida.com/ew/wp-content/uploads/2011/08/Image-14.24-Teatree.jpg

迷迭香，https://upload.wikimedia.org/wikipedia/commons/f/f4/Rosemary-7560.jpg

藍膠尤加利，http://luirig.altervista.org/cpm/albums/rossi2/004-eucalyptus-globulus.jpg

白千層，http://photo.hanyu.iciba.com/upload/encyclopedia_2/dd/b1/bk_ddb1dc1b5df473f3a546aa27012993e1_8VeTKQ.jpg

甜羅勒，http://www.photos-public-domain.com/wp-content/uploads/2011/07/sweet-basil-plant.jpg

快樂鼠尾草，http://penny-price.com/wp-content/uploads/Clary-Sage3.jpg

檸檬草，http://4.bp.blogspot.com/-NIPmr8cZf30/TtBgAdo4qxI/AAAAAAAAABc/rhmR8egIURQ/s1600/IMG_8969.JPG

沉香醇百里香，http://www.imagewa.com/PhotoPreview/359/359_35599.jpg

玫瑰草，http://pic.pimg.tw/lovegrace1008/1416717826-2060471871.jpg

歐薄荷，https://img.yzcdn.cn/upload_files/2016/06/25/Fg9yJLYSlBfE7QUpQBPd5IOsOmSk.jpg!730x0.jpg

苦橙葉，http://www.naturehouse.com.hk/01_essential_oil/Petitgrain/Petitgrain.jpg

甜馬鬱蘭，http://content.outsidepride.com/images/products/detail/herbseed/marjoram.jpg

波旁天竺葵，http://pic.pimg.tw/vivi5412/1423709087-3830211165.jpg?v=1423709088

佛手柑，http://img.pconline.com.cn/images/upload/upc/tx/itbbs/1202/03/c0/10316832_1328199057707_1024x1024it.jpg

葡萄柚，http://www.vidavibrante.com/wp-content/uploads/2012/11/grapefruit-.jpg

甜橙，http://pic13.qiyeku.com/qiyeku_pic/2013/3/14/szxiangjing/product/product_pic/image/2013_03_14/20130314121427427.jpg

檸檬，http://2.bp.blogspot.com/-Pa6rUyMdoRs/UFdysK67uAI/AAAAAAAAD8M/JKFS2QCUpJs/s1600/25311.jpg

大馬士革玫瑰，http://files.b2b.cn/product/ProductImages/2010_05/18/18081633175.jpg

橙花，http://olbpic.ol-img.com/album/201303/12/004720qt9uj8gvznp4vsmq.jpeg

伊蘭伊蘭，http://aqua4balance.com/wp-content/uploads/2013/12/Ylang-Ylang.jpg

茴香，http://flowerinfo.org/wp-content/gallery/fennel-flowers/fennel-flower-5.jpg

杜松，http://pic1.qjimage.com/nature008/high/nature1340549.jpg

絲柏，http://pic.pimg.tw/vivi5412/1429602784-3983702845.jpg?v=1429602786

生薑，http://4.bp.blogspot.com/-CBbtyzmFv40/URUiJShBjLI/AAAAAAAACLs/r12U6GoersU/s1600/ginger1.jpg

乳香，http://www.jianshenbuji.com/uploads/yingyang/boswellia.jpg

沒藥，http://safcei.org/wp-content/uploads/2015/11/Commiphora-myrrha-Somaliland-Nov-2014-04-natural-exudation.jpg

紫檀，http://www.woodworkerssource.com/blog/wp-content/uploads/2010/07/Rosewood_logs_1.jpg

檀香，https://i2.read01.com/uploads/0ApCyb01.jpg

大西洋雪松，https://upload.wikimedia.org/wikipedia/commons/6/60/Atlas_Cedar_Cedrus_atlantica_Cone_3008px.jpg

足浴，http://pic.pimg.tw/ifbook/1404896904-4067382594_n.jpg

第四章

植物油，http://pic18.nipic.com/20111205/1384561_082747150000_2.jpg

甜杏仁，http://www.tudosobreplantas.com.br/img/upload/tudosobreplantas_20185_FI.jpg

荷荷芭，http://www.delange.org/Jojoba/Dsc00888.jpg

葡萄籽油，http://www.realstylenetwork.com/beauty/wp-content/uploads/sites/3/2015/10/GRAPE-SEED-OIL.jpg

月見草，https://theperiodvitamin.com/wp-content/themes/vitamin/image/evening-primrose.jpg

玫瑰籽，http://www.thecambodiaherald.com/images/upload/health/NTdiMDMxMjJjOGNkZmNhZmM4OGIwOGI2NjQ3ZGU0/760_450/rosehip-oil.jpg

蔓越莓，http://www.lotioncrafter.com/files/cache/8258bea791c93452645f477b20defd41.jpg

小麥胚芽，http://www.lindsaydahl.com/wp-content/uploads/2014/03/Wheat_germ1.jpg

橄欖油，http://www.ferrantioliveoil.com/images/main-pic-olive.jpg

酪梨油，https://i.ytimg.com/vi/qOrTg0ox7GU/hqdefault.jpg

聖約翰草，http://3.bp.blogspot.com/-xdNPgdGoRS4/T_2gXTM2HxI/AAAAAAAABPI/dk480QrsuUs/s1600/DSC06538.JPG

不同容量之精油空瓶，http://www.8235.cn/myshop/images/goods/20120114/3dc7555b52466300.jpg

深色玻璃瓶，http://nxtmarket.info/item/3790048649

第五章

碳水化合物，https://upload.wikimedia.org/wikipedia/commons/a/af/Glucose_

Fisher_to_Haworth.gif

光合作用，http://amuseum.cdstm.cn/AMuseum/agricul/image/2_2_1_
zuowdghzy1.jpg

異戊二烯，https://upload.wikimedia.org/wikipedia/commons/thumb/4/4d/
Isoprene_Structural_Formulae_V.1.svg/1200px-Isoprene_Structural_
Formulae_V.1.svg.png

乙烯分子結構，https://upload.wikimedia.org/wikipedia/commons/8/8d/Ethene-
2D-flat.png

精油的化學結構（Dr. Daniel Paneol精油生物能量—作者:pinkxiaofang），
http://www.foryoung.com.tw/big5/house02_explorer/images_explorer/02-03.
jpg

柑橘，http://paper.udn.com/udnpaper/POD0004/232310/web/d1-1.jpg

大西洋雪松，http://www.blevinsphoto.com/images/atlantic_white_cedar_forest.
jpg

薰衣草，https://i2.kknews.cc/large/19ec0001111c6fa341ec

快樂鼠尾草，http://c.blog.xuite.net/c/f/8/f/13396183/blog_1400131/
txt/32710956/4.jpg

肉桂皮，http://i.epochtimes.com/assets/uploads/2014/12/141207144708985.jpg

甜馬鬱蘭，http://botanicvigour.mymy.tw/upload2/shop/2014/05/02/16/97144/ved
itor/2015/04/30/14303866734648.mymy.tw.jpg

野薄荷，http://i6.qhimg.com/t010c24bfa0cd39a201.jpg

丁香，https://i1.kknews.cc/large/8570/2767572862

安息香，http://www.wm-sec.com/styrax_odoratissimus2.jpg

桉油醇迷迭香，http://pic.pimg.tw/asurada9/4a540e7a30653.jpg

八角茴香，http://www.dianshu119.com/uploads/201302/1361799804Rh496XfX.
jpg

蒔蘿，https://4.bp.blogspot.com/-DRPgVuwHiOo/VsGGKR26b6I/
AAAAAAAApuc/mETYuv9yFVc/s1600/DSC03507.JPG

佛手柑，http://www.cndzys.com/uploads/1376448446/520aefbec8916.jpg

第六章

皮膚構造，http://pic.pimg.tw/decfrv26/1342597898-3980300241_n.jpg

邊緣系統，http://image.slidesharecdn.com/0305-150620130004-lva1-
app6891/95/0305-32-638.jpg?cb=1434805236

呼吸系統，http://www.shute.kh.edu.tw/~healthcare/U20030501004/2.gif

消化系統，https://upload.wikimedia.org/wikipedia/commons/8/82/Digestive_
    system_diagram_zh-hant.svg

骨骼圖，http://pic.pimg.tw/dmke/1421881952-2610786911_n.jpg?v=1421881956

人體肌肉系統，http://m.360docs.net/doc/info-85d8c4936edb6f1afe001f69.html

心血管圖，http://c.share.photo.xuite.net/roc2573/1c8734f/14483963/
    1019349588_m.jpg

淋巴系統，https://lijunxia0628.files.wordpress.com/2014/12/wpid-
    mmexport1417859961287_mh1417860195815.jpg

淋巴系統，https://c1.staticflickr.com/9/8507/8520319093_5f19ef1565_b.jpg

內分泌系統，http://www.syna.com.hk/images/201endocrine.gif

女性生殖系統，http://quiz.kut.com.tw/review/images/junior1-2-science-101-
    second-06.jpg

男性生殖系統，http://quiz.kut.com.tw/review/images/junior1-2-science-101-
    second-05.jpg

泌尿系統，http://m0124001.weebly.com/uploads/3/0/2/1/30214103/1982047_
    orig.png

休閒遊憩系列

芳香療法

作　　者／譚鉉澕、謝炘樺、譚媛霓

出 版 者／揚智文化事業股份有限公司

發 行 人／葉忠賢

總 編 輯／閻富萍

特約執編／鄭美珠

地　　址／新北市深坑區北深路三段 260 號 8 樓

電　　話／(02)8662-6826

傳　　真／(02)2664-7633

網　　址／http://www.ycrc.com.tw

E-mail ／ service@ycrc.com.tw

I S B N ／ 978-986-298-268-6

初版一刷／2017 年 9 月

定　　價／新台幣 350 元

國家圖書館出版品預行編目資料

芳香療法 / 譚鉉澕, 謝炘樺, 譚媛霓著. --
初版. -- 新北市 : 揚智文化, 2017.09
面； 公分. -- (休閒遊憩系列)

ISBN 978-986-298-268-6（平裝）

1.芳香療法 2.香精油

418.995   106015058